당신의 아름다운 걸음을
응원합니다
/박정환

림프의 기적

Miracle
of
Lymph

해독에서 면역, 체형, 피부까지

림프의 기적

박정현 지음

라의눈

독자들께 드리는 글

 독자들에게 끊임없는 사랑을 받고 있는 『림프의 기적』을 세상에 내어 놓은 지 꽤 긴 시간이 지났습니다. 그 사이 우리는 코로나라는 끔찍한 팬데믹을 지나오며 많은 것을 잃고 깨달았습니다. 우리가 깨달은 것은 건강은 의료시스템에 의지해서 지켜지는 것이 아니라는 사실입니다. 한편으로 이 혼란의 시간은 자신의 몸을 사랑하는 방법을 구체적으로 배우는 시간이 되었습니다. 코로나 기간에도 스파를 찾는 고객은 줄지 않았고 뷰티, 운동, 뉴트리션 등 헬스케어 전 분야에 걸쳐 다양한 변화의 움직임이 일어나고 있습니다.

Water has memory

　물은 기억한다. 애니메이션 영화 「겨울왕국」에 등장하는 말입니다. 한동안 이 영화를 보고 온 저의 학생들이 "원장님이 하시던 말씀이 나와요"라고 해서 영화관에 가서 보게 되었습니다.

　라이프스타일은 구체적으로 서브타이핑되어 '헬씨 루틴'의 시대를 맞이하였습니다. 면역의 중심에 있는 림프 건강 역시 더없이 중요한 키워드가 되었습니다. 같은 내용이지만 저는 겨울왕국의 이 말을 좀 다르게 표현하고 있습니다. 우리 몸은 수많은 정보(기억)를 저장하고 있습니다. 우리 몸의 70퍼센트를 차지하는 물이 무섭게도 우리 몸에 대한 정확한 정보를 가지고 있기 때문입니다.

　어떤 정보를 유지하느냐에 따라 건강 상태가 달라지고 기분이 달라지고 성품이 달라집니다. 우리 몸의 나쁜 정보를 내보내는 일이 '드레니지'(배수, 림프배액)이며 물리적으로 가장 빠르게 그 일을 해내는 것이 림프테라피입니다.

　중력 스트레스에 시달리는 우리가 전문가의 기술을 빌어 드레니지를 하는 것도 때로는 매우 중요합니다만 스스로 림프 스트레칭(체조)을 루틴으로 만들어 최소한의 드레니지라도 해내야만 나쁜 정보를 내보낼 수 있습니다.

48시간의 기적, 72시간의 기억

 이 모든 것은 결국 우리 몸의 소우주인 세포를 건강하게 하는 것입니다. 화병에 꽃을 꽂아두고 48시간 이상 물을 갈아주지 않고 72시간이 되면 꽃은 시들어 말라 죽는 것을 흔히 볼 수 있습니다. 화병에 물이 남아 있지만 더러운 물이기에 흡수하지 않는 것입니다.
 우리 몸의 세포도 그렇습니다. 더러운 물을 마시느니 차라리 죽는 것을 선택합니다. 이렇게 스마트한 세포의 건강을 책임지는 주체는 의료 시스템이 아니라 매일 매일 내 몸의 주인으로 살아가는 우리 자신입니다.

 작심삼일이라는 말이 있지요? 72시간이 지나고 나면 잊혀지고 새로운 기억이 형성된다는 의미입니다. 72시간 동안만 우리 몸의 클린한 상태를 유지하는 루틴을 계속 반복한다면 세포의 기억이 유지되어 빠르게 나쁜 정보를 교체하고 유지할 수 있는 근간이 된다고 생각해보시면 어떨까요?
 지금은 마음만 먹으면 내 몸과 건강에 대한 공부를 마음껏 할 수 있는 시대입니다. 잘못된 정보나 광고 홍보의 홍수로부터 나를 지키고, 소 잃고 외양간 고치는 실수를 하기 전에 매일 작은 습관을 루틴으로 만드는 지혜를 만드는 데 이 책 『림프의 기적』이 도움이 되기를 바랍니다.

  끝으로 여러분 곁에 훌륭한 테라피스트를 가까이 두실 수 있도록, 저는 오늘도 실력 있는 전문가 양성에 최선을 다하는 삶을 약속드립니다.

차 례

독자들께 드리는 글 ··· 4
프롤로그 ··· 12

Chapter 1 림프란 무엇인가?

1 당신의 림프는 안녕하십니까? ························· 20
2 우리 몸은 물주머니 ···································· 25
3 림프를 왜 하수도라고 할까? ·························· 34
4 림프절의 자동정화 시스템 ····························· 42
5 림프의 길에는 논두렁이 있다 ························· 49
6 막히면 돌아서라도 간다! ······························· 59

Chapter 2 그게 다 림프 때문이었다!

1 만성통증의 숨겨진 원인 ································ 64
2 부종은 건강의 적신호 ·································· 68
3 악마의 시간, 48시간 ···································· 72
4 왜 한쪽 다리만 부을까? ································ 75
5 얼굴이 점점 커지는 이유 ······························· 79
6 림프와 근막의 관계 ···································· 83

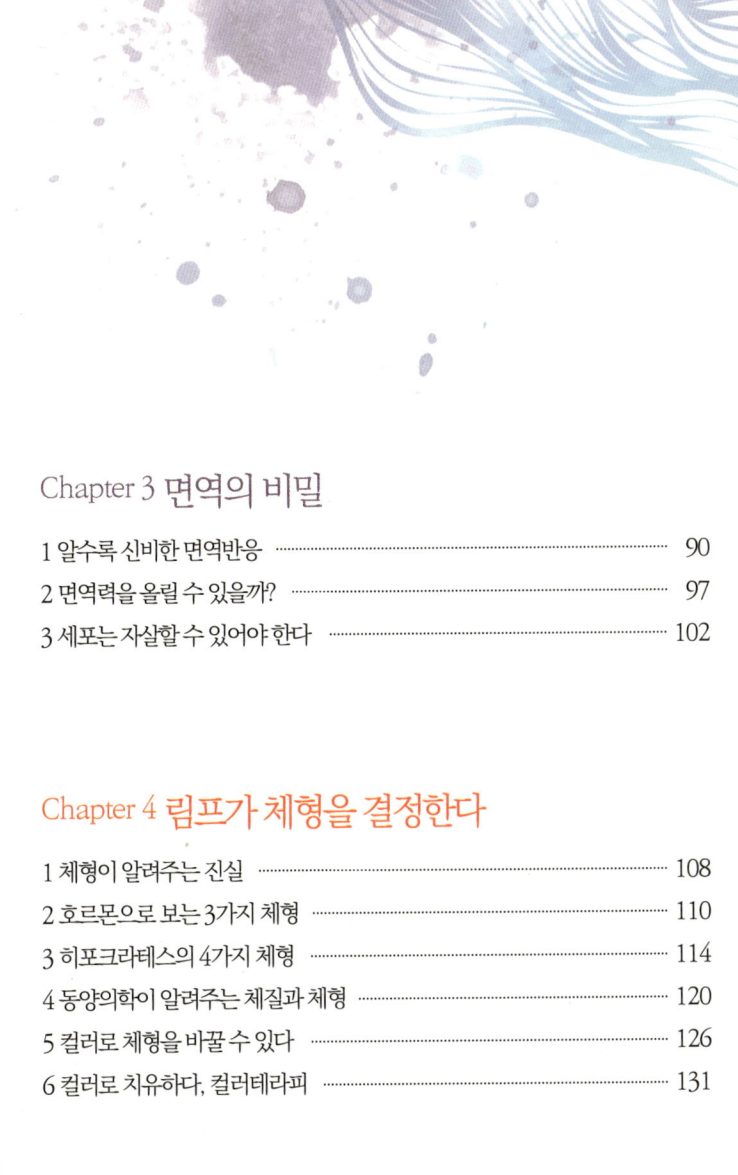

Chapter 3 면역의 비밀

1 알수록 신비한 면역반응 ··· 90
2 면역력을 올릴 수 있을까? ··· 97
3 세포는 자살할 수 있어야 한다 ··· 102

Chapter 4 림프가 체형을 결정한다

1 체형이 알려주는 진실 ··· 108
2 호르몬으로 보는 3가지 체형 ··· 110
3 히포크라테스의 4가지 체형 ··· 114
4 동양의학이 알려주는 체질과 체형 ··· 120
5 컬러로 체형을 바꿀 수 있다 ··· 126
6 컬러로 치유하다, 컬러테라피 ··· 131

Chapter 5 셀룰라이트와 림프의 관계

1 미운 살, 셀룰라이트의 정체 …………………………………… 142
2 셀룰라이트의 4가지 단계 …………………………………… 148
3 셀룰라이트와 림프형 부종 …………………………………… 152
4 셀룰라이트와 체온의 관계 …………………………………… 156
5 셀룰라이트가 달라붙지 못하는 라이프스타일 …………… 160
6 림프가 좋아지면 피부도 좋아진다 ………………………… 164
7 고운 피부로 다시 태어나는 스킨케어 …………………… 169

Chapter 6 림프가 건강해지는 생활습관

1 깊은 호흡으로 자율신경 관리하기 ………………………… 184
2 매일 규칙적으로 스트레칭하기 …………………………… 187
3 하루에 물 3리터 마시기 …………………………………… 188
4 의료용 압박 스타킹이나 양말 신기 ……………………… 192
5 마른 붓으로 피부 쓸어주기 ………………………………… 193
6 끈적한 크림으로 림프 들어올리기 ………………………… 193
7 체온을 올리는 음식 찾아 먹기 …………………………… 194
8 40분 이상 앉아 있지 않기 ………………………………… 195
9 섬유질이 풍부한 음식 섭취하기 …………………………… 196
10 잠자기 전 반신욕 하기 …………………………………… 198
11 프랑스 여인처럼 자기 전 '띠잔' 마시기 ………………… 201
12 바르게 걷기 ………………………………………………… 202

Chapter 7 하루 15분, 효과 만점 림프 체조

1 침대에서 하는 굿모닝 스트레칭 ·············· 206
2 얼굴이 작아지는 V라인 스트레칭 ·············· 208
3 만성두통에 효과적인 스트레칭 ·············· 214
4 머리 반사구를 활용한 스트레칭 ·············· 216
5 굽은 팔, 굽은 어깨를 해결하는 스트레칭 ·············· 218
6 예쁜 다리를 만드는 내전근 스트레칭 ·············· 220
7 내전근 강화 운동 ·············· 222
8 종아리 부종을 빼는 스트레칭 ·············· 224

부록 1 | 자신의 체질을 알아보는 설문지 ·············· 228
부록 2 | 히포크라스 형태학에 따른 설문지 ·············· 230
추천사 ·············· 236

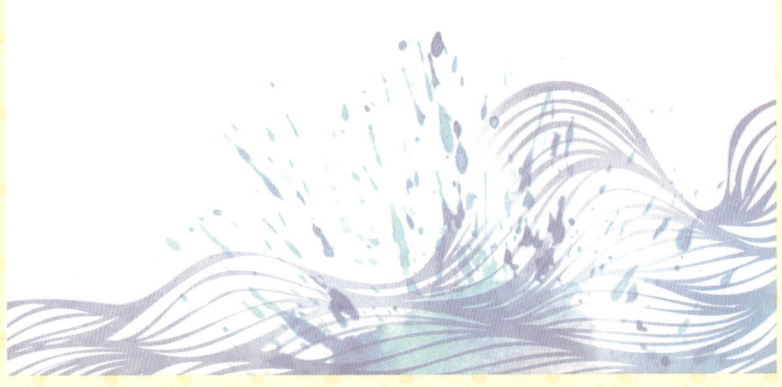

프롤로그

'림프'를 말하기 전에 '물'을 말해야 하는 이유

생명체에 물이 중요하다는 것은 사실을 넘어 진리에 가깝습니다. 저는 대부분의 질병이 물이 부족해서 오는 것이라고 생각합니다.

현재 우리의 몸은 **수분**이 부족할까요, 충분할까요?
그리고 그것을 어떻게 알 수 있을까요?
대부분의 사람들은 장기나 세포의 상태를 몸으로 느끼지 못합니다.
항상 촉촉해야 하는 내장 기관이 말라가고 있어도 처음에는 잘 모릅니다. 입술이 갈라지고, 침이 마르고, 모든 점막이 건조해진 다음, 마지막으로 피부가 **가렵고 건조해져야** 비로소 수분 부족을 체감합니다. 피부가 건조하다는 것은 이미 세포나 내장기관이 건조하다는 얘기일 것입니다.

　노화가 오면 모든 수용기가 감각을 잃습니다. 몸에서는 기름이 빠지고 물이 빠지는데 인지하지 못합니다. 낙엽이 되어 가는 것이지요. 목이 마르다는 것을 느끼지 못하는 것이 노화입니다. 물은 한참 부족한데 말입니다. 통통히 살이 오르는 것도 한때입니다. 구르는 낙엽이 되는 것이 얼마나 서글픈 일인지 알기 전에 열정적이고 찬란하게 피우며 살아야 합니다.

　목이 마른 상태를 다시 한 번 상상해보십시오.

　갑자기 땀을 흘려 몸에서 수분이 많이 빠졌거나(이것을 탈수라고 하지요) 커피나 차를 많이 마셨을 때, 말을 많이 하거나 에너지 소비가 많았을 때, 그리고 밤새도록 머리를 쓰면서 시험공부를 하거나 업무를 할 때입니다. 모두 세포가 물을 내뱉고 있는 상황입니다.

　목이 마르다는 것은 통통해야 될 세포가, 어떤 이유로 쪼그라들었다고 생각하면 됩니다. 하지만 노인들은 목이 마르다는 것조차 느끼지 못합니다. 신호체계에 문제가 생겼기 때문입니다. 목마름을 제대로만 느낄 수 있어도 건강을 지킬 수 있는 것입니다.

　그런데 물을 많이 마신다고, 모두 몸으로 가지는 않습니다.

몸이 물을 흡수하기 위한 최적의 조건이 있는데 바로 체온입니다. 위장이 차갑거나 체온이 낮으면 수분이 혈액으로 흡수되지 못하므로 세포로도 가지 못합니다. 만약 아랫배가 차갑고 가스가 차고 물이 고인 것 같은 느낌이 든다면, 세포로 가지 못한 물이 엉뚱한 곳에 차 있다는 얘기가 됩니다.

그런데 문제는 현대인들의 체온이 옛날에 비해 많이 차다는 것입니다. 교통수단이 발달하고 먹거리가 다양해지고 기호식품이 많아지면서 체온은 점점 떨어집니다. 찬 음식이나 찬 음료를 너무 많이 먹고 마십니다. 근육으로 하는 노동은 거의 하지 않고 걷거나 뛰지도 않습니다. 주로 앉아서 일하고 운동을 하지도 않습니다.

평균 체온이 1도 정도는 떨어져 있다고 하니, 우리가 냉방병에 얼마나 노출되어 있는지 알 수 있습니다. 사람의 체온은 36.9℃(겨드랑이로 재는 경우)라는 교과서의 내용을 수정해야 될 날이 곧 올지도 모르겠습니다.

더 심각한 것은 체온과 함께 면역력이 떨어진다는 사실입니다.

체온을 올리겠다고 사우나에 너무 자주 가는 것은 그리 현명한 방법은 아닙니다. 먹고, 마시고, 자고, 운동하는 생활 자체를 바꾸는 것이 가장 확실하고 유일한 방법입니다. 라이프스타일을 바꾸지 않으면 몸은 차가워질 수밖에 없습니다. 즉 세포는 늙고 산화하고 건조해지고, 세포 바깥은 차갑고 수분이 고이게 되는 것입니다.

우리 몸속의 물은 세포 안의 물과 세포 밖의 물로 나눠집니다.

세포 안은 수분으로 통통하게 채워져 있고 세포 밖(세포외액)은 상대적으로 수분이 적은 것(2:1 상태)이 바로 건강한 상태입니다. 세포는 자신이 좋아하는 것을 받아들이고, 싫어하는 것은 받아들이지 않습니다. 하지만 세포외액이 너무 짜거나 압력이 세다면, 어떻게 될까요? 이런 상황은 주로 세포 주변에 노폐물(산화물질)이 많이 쌓여 있는 상황입니다.

세포는 바깥의 물을 받아들이기 싫어서 거꾸로 물을 내뱉게 됩니다. 자신이 살기 위해 쭈그러드는 것입니다. 그리고 세포 바깥에 물이 많이 차 있는 상태가 바로 부종입니다.

우리 몸에 필수적인 물이 세포 속으로 들어가지 못하는 것은 일종의 비상사태입니다. 하지만 대부분의 사람들이 삶을 유지할 수 있는 것은 특별한 장치가 있기 때문입니다.

바로 '림프'라는 계통입니다.

이제 왜 이 책을 물 이야기로 시작했는지 이해가 되셨을 겁니다. 세포 바깥에 물이 많아지면 림프는 문을 열어 인체에서 필요로 하지 않는 물을, 노폐물과 독소를 체외로 배출하는 역할을 합니다. 한마디로 '하수도'라 할 수 있습니다. 하수도가 제대로 작동하지 못하거나 막힌다면 상상도 하기 싫은 일이 벌어집니다.

고여 있는 산화물질과 독소들이 통증을 유발하고 신체 곳곳에 문제를 일으킵니다. 궁극적으로는 면역체계에 문제를 일으키고, 피부 상태를 변화시킵니다. **주름, 색소 침착, 셀룰라이트**도 림프와 연결해 생각해봐야 합니다. 또 림프 순환계(림프계)가 제대로 작동하지 못하면 **체형**도 변하게 됩니다. 셀룰라이트나 체형 변화를 노화 현상이라고만 생각해서는 안 됩니다.

이 책을 읽는 동안, 수족관을 상상해 주시기 바랍니다.

수족관에는 아름다운 열대어가 살고 있습니다.

수족관에는 물이 들어오는 수입관과 물을 내보내는 수출관이 연결되어 있습니다.

열대어가 건강하게 살기 위해서는 우선 먹이가 제대로 공급되어야 합니다. 그리고 그에 못지않게 신선한 물(상수도)이 들어오고 더러워진 물(하수도)을 내보내는 시스템이 원활하게 돌아가야 합니다. 만일 하수도가 제 기능을 못하면 수족관의 물은 넘치고, 더러운 물을 먹은 열대어는 질식하게 될 것입니다.

　수족관은 우리의 몸이고, 열대어는 우리의 세포라고 생각하시면 됩니다.

　지금까지 림프와 연결해 생각해야 할 주제들을 다른 색깔의 글자로 표시해봤습니다. 우리 몸 안에서 '물'을 이동시키는 림프는 어떤 기관이며, 어떤 메커니즘으로 수분을 이동시키는지, 림프를 제대로 작동시켜 건강하고 활기찬 삶을 살기 위해 우리가 해야 할 일은 무엇인지 지금부터 최대한 편안하게 풀어보겠습니다.

림프를 알게 되면 삶과 죽음의 원천을 만나게 된다.
- A. T. Still

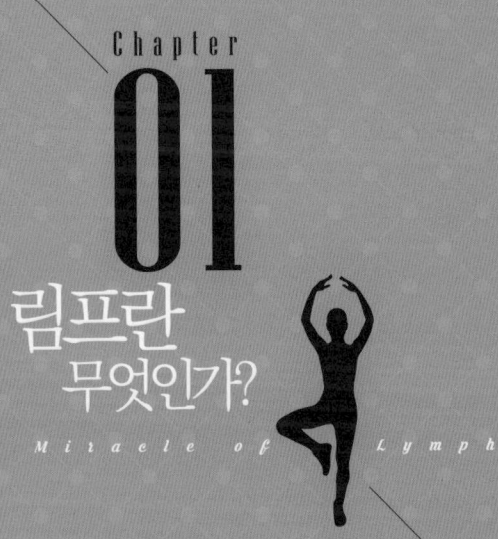

1
당신의 림프는 안녕하십니까?

"심장이 어디 있나요?"

한 번도 본 적이 없는 자신의 심장이지만 어디쯤에 있고, 어떤 모양이고, 어떤 역할을 하는지 대충은 압니다. 심장이 펌프질을 해서 온몸에 혈액을 보내고, 다시 혈액은 심장으로 돌아오는 것도 압니다. 동맥과 정맥의 역할도 잘 압니다. 한마디로 우리 몸의 상수도 체계에 대해서는 막힘없이 알고 있는 것입니다.

그런데 우리 몸에는 상수도만 있는 것이 아니라 하수도도 있습니다. 바로 림프입니다. 심장의 순환계가 있듯 림프도 한 방향이긴 하지만 순환계로 이루어져 있습니다. 심장에 혈관이 있듯 림프에도 림프관이 있습니다. 마치 그림자처럼, 심장의 순환계와 같이 심장으로 들어가는 혈관인 정맥과 함께 흐르는 림프관이 존재하고 있는 것입니다.

하지만 대부분의 사람들은 림프계가 어떻게 움직이는지, 하는 일이 무엇인지 정확히 모릅니다. 림프 테라피가 좋다는 말을 들어도, 어떤 부위를 어떻게 만져주어야 할지도 모릅니다. 혈액 순환이나 호흡기계, 소화기계에 대해서는 정보도 많고 상식으로도 많이 알려져 있지만, 림프계는 의료계에서조차 아직 신비의 영역으로 남아 있습니다. 그러니 일반인들을 위한 안내서가 있을 리 없고, 더 어렵게 느껴지는 것이 현실입니다.

왜 림프 순환 개선제는 없을까?

의료계가 상대적으로 림프에 관심을 덜 가졌던 이유는 뭘까요?

약물과 주사로는 해결할 수 없는 독특한 운동성 Kinetic을 갖고 있는 기관이기 때문입니다. 그것이 "혈액 순환 개선제"는 만들 수 있지만 "림프 순환 개선제"는 만들 수 없는 이유입니다. 림프는 심장처럼 두근두근하지 않습니다. 움직이는지 안 움직이는지 알 재간이 없습니다. 림프계는 분명 고유의 움직임은 있으나 매우 느립니다. 그 움직임이 내부적이고 자발적으로 활발하게 일어나는 것도 아닙니다.

오랫동안 테라피스트로 활동해온 필자의 경험에 의하면, 림프는 외부적이고 물리적인 자극을 주었을 때 훨씬 활발히 움직입니다. 좀 더 정확하게는 기계적인 mechanical 자극이 효과적입니다. 물론 몸속 깊이 있는 림프 심부림프에 자극을 주는 것은 보다 전문적인 기술이어서 어렵습니다만, 단지 피부에 가까이 있는 림프 표층림프만 대상으로 조금 피부를 늘리고 꼬고 하는 가벼운 자극만으로도 놀라운 효과를 발휘합니다.

우리의 몸은 생명 유지를 위해 최적의 상태로 진화해 왔습니다.

림프가 존재하는 이유와 작동 원리엔 나름의 이유가 있습니다. 우리 몸에서 없어서는 안 될 존재인 림프를 알고 그와 연결된 세포, 혈액, 피부, 근막을 이해하는 것은 너무나도 중요한 일입니다. 그것을 알아야 내 몸을 가장 잘 사용할 수 있기 때문입니다. 그리고 자신의 몸을 잘 사용하는 것은 생애를 살면서 자신에게 주는 가장 큰 선물입니다.

항상성의 원리로 작동되는 림프

사람의 몸은 알면 알수록 신비롭습니다. 예를 들어볼까요? 열이 나면 식혀주는 시스템이 가동되고, 차가우면 스스로 열을 내는 장치가 작동합니다. 더우면 땀을 식히기 위해 땀샘과 모공을 활짝 열고, 추우면 땀샘과 모공을 꼭 조여 열을 빼앗기지 않으려고 하는 것입니다. 넘치거나 모자람이 없는 완벽한 균형 상태를 유지하고 있는 셈이지요.

조금 어려운 말로 바꿔볼까요?

인체는 내부 환경을 일정하게 유지하려는 힘, 즉 "항상성 Homeostasis"을 가지고 있고, 이것이 건강과 생명 유지의 기본 조건입니다. 자신도 모르는 사이에 몸속에서는 여러 가지 생리적 조절 과정이 일어나고 있는 것입니다. 지금부터 얘기하려는 림프 역시 이런 항상성의 연장선상에서 이해해야 합니다.

인체는 세포외액 extra cellular matrix, 세포 바깥의 물이 일정한 비율을 유지하도록 작동되고 있습니다. 일시적으로는 넘칠 수도, 모자랄 수도 있지만 결과적으로는 고정 비율로 유지되는 매트릭스입니다. 인체가 70%의 물을 보유하고 적절한 염분을 유지하는 이유, 약알칼리성 상태가 유지되는 이유도 다 "항상성" 덕분입니다.

만약 항상성 조절에 실패한다면 림프에는 어떤 일이 일어날까요?

들어오는 것과 나가는 것이 불균형을 일으키게 되겠지요. 수분과 영양분은 세포 속으로 들어가지 못하고 세포 밖에서 부종을 형성하고, 노폐물과 독소가 제대로 배출되지 못해 질병을 불러오는 것입니다.

━━ T I P ━━

★ 항상성(Homeostasis)을 스스로 회복시키는 방법

항상성은 프랑스의 생리학자인 끌로드 베르나르(Claude Bernard)와 미국의 생리학자 월터 캐논(Walter Cannon)이 정립한 개념입니다. 이는 자율신경계와 내분비계의 공동 작업으로 이루어진다고 알려져 있습니다. 항상성 조절에 성공하면 생명체는 회복탄력성을 발휘하지만, 실패할 경우 질병에 걸리게 됩니다.

사람은 누구나 스스로 몸을 치유하는 능력을 가지고 있습니다. 치유란, 약으로 세균과 바이러스를 죽이는 행위가 아닙니다. 스스로 몸에서 울리는 소리나 신호를 잘 감지하여 밸런스를 유지하도록 체계를 다시 세우는 것입니다. 약을 쓰고 수술로 기관을 제거하면, 인체는 오히려 밸런스를 잃게 됩니다. 몸이 자신에게 주는 신호에 귀 기울이는 것이 먼저입니다.

사람의 몸은 다 제각각입니다. 즉, 모두 고유성을 갖습니다. 예를 들어 누구에게나 좋다는 운동요법조차도 자신의 회복 능력과 맞지 않다면 오히려 밸런스를 해치게 됩니다. 몸을 알고 몸이 알려주는 신호를 들어야 할 또 하나의 이유입니다. 약과 병원을 찾기 전에 '호흡과 운동과 음식'으로 몸의 균형을 맞추는 연습을 하도록 노력해야 합니다.

2
우리 몸은 물주머니

"나를 물로 보지 마!"란 말이 있습니다.

만만히 보지 말란 얘기인데, 사람들이 자신이나 타인을 물로 본다면 지금보다 몇 배는 더 건강하지 않았을까 생각해봅니다. 우리는 은연중 자신이 고체 덩어리라고 생각하지만, 사실은 액체에 가깝습니다. 단정적으로 인체는 "피부"라는 얇은 막에 싸인 액체 덩어리, 걸어 다니는 "물주머니"라는 것이 정확할 것입니다.

오랫동안 사람들의 몸을 다루는 일을 하다 보니, 터무니없이 강하게 누르거나 원칙 없는 마사지 행위를 많이 봅니다. 마사지는 행위이며 테라피는 중요한 과정을 거치고 만들어지는 "결과"입니다. 어떤 방식으로든 치유가 되니까요. 물로 가득 채운 주머니를 마구 다룬다면 어떤 일이 일어날까요?

제대로 된 테라피를 받는다면 당연히 좋은 결과가 나오겠지만, 해부생리학을 잘 모르고 강한 마사지만 고집한다면 안 하느니만 못할 수도 있습니다. 물론 우리의 피부는 정말 위대해서 함부로 터지거나 봉합이 열리는 일은 없습니다만, 그렇다고 해서 안이 멀쩡하다는 이야기는 아닙니다. 특히나 강한 자극을 주는 마사지는 감각신경을 통해 중추신경인 뇌에 전달되고 기억되기 때문에, 그 이하의 강도를 감각할 때 효능을 느끼지 못할 수도 있습니다.

아무튼 이 물주머니의 껍질이 바로 피부, 그중에서도 표피입니다.

표피는 본질적으로 수분을 내외로 교통시키지 않습니다. 밖에서는 단 한 방울의 물도 들어가지 못하고, 안에서는 오로지 땀구멍을 통해서만 나갈 수 있습니다. 몸 밖으로 수분이 배출되는 방법은 소변, 대변, 침, 눈물 등입니다. 우리 몸은 대사와 순환을 통해 소변, 대변, 침 등을 배출합니다.

피부가 땀을 배출하는 것은 체온을 유지하기 위해서입니다. 인체에서 가장 큰 면역기관인 피부는 밖의 온도와 안의 온도를 조절해 항상성을 유지하고 있기 때문입니다. 혹여 운동하면서 땀을 흘리면 노폐물이 배출된다고 생각하는 분이 있다면 오해입니다. 땀은 그저 체온 조절로 배출됩니다. 다만 땀과 피지가 같이 오르내리다 보니 좀 누렇고 끈적한 기름으로 느껴지는 것뿐입니다.

건조=산화=노화

이제 물주머니 안으로 들어가 볼까요? 초등학생도 인체의 70%가 물이란 사실은 알지만, 그 물이 어떤 형태로 존재하는지는 사실 잘 모릅니다. 체액은 세포 안의 물세포내액, 세포 바깥의 물세포외액, 그리고 혈액, 림프액, 척수액과 눈물, 콧물, 침 등을 모두 말합니다. 이러한 물은 머무는 위치, 지나다니는 경로에 따라 구성 성분이 조금씩 바뀔 뿐, 결국 하나의 물입니다.

수분의 함량은 체조직에 따라 약간씩 다릅니다.

여성은 남성보다 지방이 많은 관계로 평균적으로 체중의 50~55%가 총 수분량이고, 남성은 이보다 약간 많은 55~60% 정도라고 합니다. 뼈, 지방, 치아 등을 제외한다면 약 70% 정도가 수분으로 되어 있는 셈입니다. 그러나 이런 숫자보다 중요한 것은 항상 자신이 느끼는 몸 상태입니다. 건조하고 답답하고 피부가 가려운 느낌 같은 모든 증상에 물이 관여하고 있기 때문입니다. 피부 아래 겹겹의 근막도 매우 중요한 수분의 창고입니다. 근막의 40%가 수분이기 때문입니다.

　총 수분양중 50% 정도가 근육에 집중되어 있는데, 일반적으로 근육이 체중의 약 45%를 차지하고 있기 때문입니다. 따라서 건강을 위해서는 근육의 양을 유지하는 것이 아주 중요합니다. 근육양이 많은 사람이 상대적으로 오래 살 가능성도 높습니다. 한의학에서는 태음인이 소양인이나 소음인보다 오래 산다고 하는데, 이것도 근육양과 관련이 있을 것으로 보입니다. 근육이 건강하고 많다는 것은 결국 물이 많다는 뜻이기도 하기 때문입니다.

　결론적으로 물이 많은 사람이 오래 산다는 공식이 성립됩니다. 건조한 상태는 "산화"와 "노화" 현상이기도 합니다. 목이 마를 때 물을 마시면 갈증이 가시면서 살 것 같으시지요? 그러나 이미 우리 몸에서는 "산화"가 진행되었다고 봐야 합니다.

　어떤 설명보다 물 분자로 산화를 설명하는 것이 이해가 쉽겠지요?
　분자식이 H_2O인 물 분자는 육각형 구조로 아주 안정되어 있습니다. 그런데 여기서 수소가 떨어져 나가면 어떻게 될까요? 그 모양이 흐트러

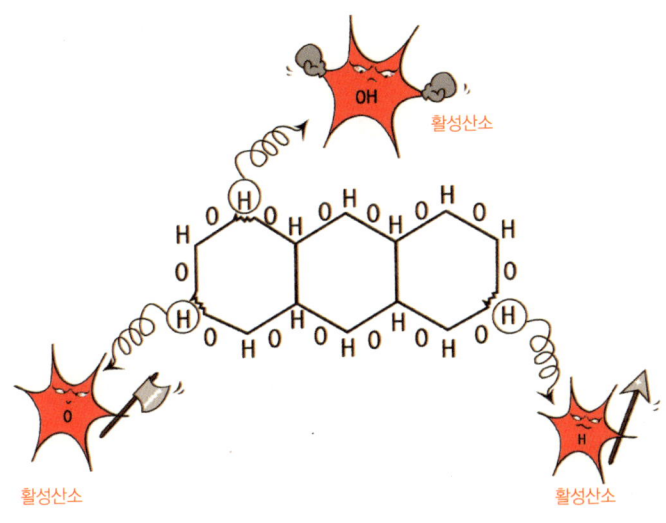

• 활성산소가 만들어지는 과정 •

지면서, 불완전한 상태가 되겠지요? 산소는 다시 수소와 결합하기 위해 활성_{공격성}을 띄는데, 이것이 바로 노화에 직접적 영향을 미치는 활성산소_{OH-radical, Free-radical}, 혹은 유해산소의 존재입니다.

이런 유해산소는 우리 몸 안, 특히 세포 안에서 미토콘드리아_{ATP를 만들어내는 세포 안의 공장}가 일을 하느라 공장을 돌리면 늘상 발생합니다. 그러면 또 우리 몸에서 산화물질이 나와 안정을 시킵니다. 어느 시점까지는 항산화 물질이 잘 나와서 그 일을 수행합니다. 그 항산화 작용이 잘되지 않을 때 결국 노화가 빠르게 진행됩니다.

세포가 촉촉, 말캉, 통통해야 하는 이유

체내의 장기와 기관들은 물의 비율에 따라 점도와 흐르는 속도가 다릅니다. 물의 비율이 높으면 점성이 낮고 더 빨리 흐를 수 있는 것은 당연합니다. 만약 혈액이 제대로 돌지 못하면 머리가 무겁고 각종 대사증후군에 시달리게 됩니다. 경추와 척추의 구조가 틀어지면, 우리의 중추신경인 뇌를 청소해주는 생명수와 같은 뇌척수액이 잘 돌지 않고 졸음이 오고 머리가 아프기도 합니다.

림프는 응고하는 성질이 있습니다. 림프가 잘 흐르지 못하고 정체되면 부종이 오고 피부가 점차 거칠게 변합니다. 수분이 부족해 점도가 높아지면 인체가 진득한 겔 상태로 변하는데, 여기서 점도가 더 높아지면 터질 듯한 부종이 형성됩니다. 이보다 더 심해지면 어떻게 될까요?

단백질 등의 노폐물이 단단히 뭉치는 콜라겐의 면역반응IR이 생깁니다. 쉽게 말해 인체가 노폐물을 위험한 존재로 인식해 콜라겐을 이용해 보자기처럼 감싸버리는 것입니다. 이 상황을 섬유화라고 하는데, 이 지경이 되면 우리가 흔히 말하는 "조직의 순환"이라는 것은 거의 멈추게 됩니다. 이렇게 되기 전에 우리 몸의 하수구 역할을 하는 림프가 제 기능을 해야 합니다.

하수관이 막히거나 멈추어 버리면 어떤 대사작용도 일어나지 않습니다. 평균적으로 성인은 하루에 약 3~4리터의 물을 림프로 이동시킨다고 합니다. 하루에 이동되는 림프액의 양이 커다란 생수병 2개 정도 된다는 의미입니다. 생각보다 많지요? 그 많은 물이 잘 흘러가지 못하고 세포 밖에 고여 있다면 심각한 문제가 일어날 것은 자명합니다.

사람은 소변, 대변, 땀, 눈물, 콧물 등을 통해 수분을 내보냅니다.

수분과 함께 노폐물과 독소도 배출됩니다. 분자가 큰 노폐물들은 거의가 단백질 성분인데, 단백질은 아미노산 한 분자가 물 한 분자를 붙잡고 있는 모양입니다. 노폐물이 이동한다는 것은 물이 이동한다는 의미고, 노폐물의 이동 통로인 림프는 물의 통로도 되는 것입니다.

물을 충분히 섭취하면 물이 부족해 생긴 질병은 말할 것도 없고, 다른 질병도 호전되는 사례가 많습니다. 대사성 질환, 특히 당뇨를 가진

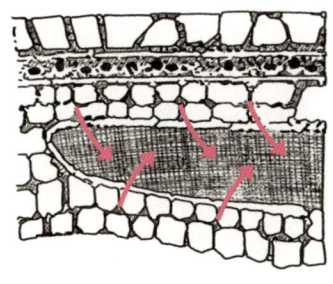 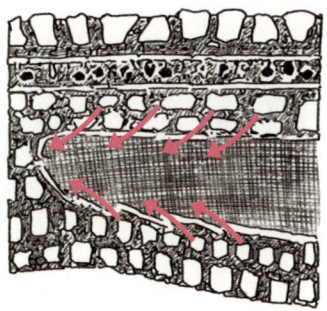

• 세포 안이 통통한 건강한 피부 | 세포 바깥에 물이 고여 있는 피부(부종) •

사람들에게 하루에 물 3리터를 마시게 했더니 유의미한 수준으로 혈당이 떨어졌다고 합니다. 결국 물이 답일 수 있습니다.

물이 순환되지 않으면, 단순히 고여 있어 문제를 일으키는 데서 그치지 않습니다. 들어갈 것은 들어가고, 나올 것은 나와야 하는 대사작용이 원활히 이루어지지 않습니다. 습한 지하방을 상상해보세요. 벽과 벽지 사이에 수분이 차고 공기가 순환하지 못하므로 다양한 문제를 야기합니다.

세포 안은 마르고, 세포 바깥에만 물이 있는 상태는 바깥에 있는 피부로도 확인할 수 있습니다. 뭔가 촉촉한 느낌이 없이 피부가 질겨 보이고, 진득한 부종 같은 것이 느껴지기 때문이지요. 처음엔 부종이지만, 그것이 점차 딱딱해지기 때문에 결국엔 온몸이 딱딱해지는 것입니다.

림프의 역할을 잘 설명한 그림 한 장을 보여드리겠습니다.

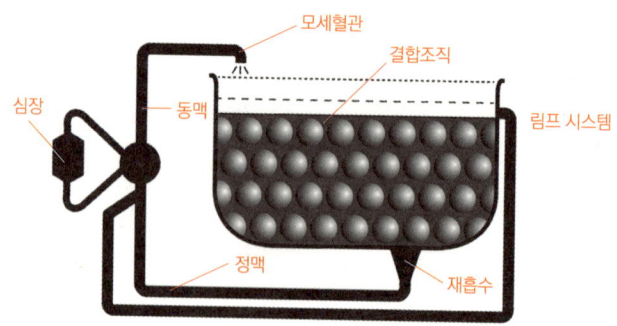

• 심장의 혈액순환과 체액의 균형 상태를 밝힌, 스탈링 •

영국의 생리학자인 스탈링Ernest Henry Starling이 정립한 "이퀄리브리엄Equilibrium 가설"입니다.

심장이 내보낸 혈액은 모세혈관까지 이동하고, 압력에 의해 혈관 밖으로 나와 세포에 영양을 공급합니다. 세포의 대사활동으로 생긴 더러운 물과 찌꺼기는 림프관을 통해 배출되고, 다시 깨끗해진 혈액은 정맥을 통해 재흡수된다는 이론입니다. 욕조 그림을 이용해 체액이 어떻게 균형을 이루는지 잘 보여주고 있습니다. 즉 우리 몸의 물은 이런 순환 시스템을 통해 영양도 공급하고 독소도 배출해주는 것입니다.

3
림프를 왜
하수도라고 할까?

 어릴 적, 저의 외할아버지는 시골에서 농장을 하셨습니다.

 넓은 마당 한쪽에는 펌프가 있었는데, 여기서 물을 길어 마당의 텃밭에 물을 주었습니다. 마당의 펌프를 심장이라고 생각해 봅시다.

 심장에서 펌프질을 해주어야 물이 혈관으로 뻗어 나옵니다. 심장에서 나온 혈액은 대동맥에서 소동맥으로, 소동맥에서 다시 모세혈관으로 이동합니다. 그런데 모세혈관으로 간 혈액이 어떻게 사지말단의 세포에 산소와 영양을 공급할 수 있을까요?

바로 모세혈관에 작은 구멍들이 있기 때문입니다.

그 구멍들은 아주 작아서 혈액 성분 중 혈구들은 빠져나올 수 없습니다. 만약 적혈구가 빠져나온다면 우리의 피부는 온통 피 색깔로 보일 것입니다. 펌프의 압력이 세지면 모세혈관의 구멍들을 통해 혈관 밖으로 산소와 영양소가 듬뿍 담긴 물이 뿜어져 나옵니다.

세포 주변에 세포가 필요한 체액들이 머물게 되는 것이지요. 세포 주변에 체액이 많아진다는 것은 압력이 높아진다는 의미입니다. 세포는 세포막을 통해 자신의 생존을 위해 필요한 것들을 받아들입니다. 그런데 한 가지 알아 두어야 할 것이 있습니다. 세포는 절대 모든 물질을 무조건 받아들이지는 않는다는 것!

지금까지 세포에 영양과 산소가 공급되는 과정을 이야기했습니다. 모든 세포들은 자신에게 필요한 물질을 받아들인 후엔 대사작용을 합니다. 특히 미토콘드리아가 그렇습니다. 그 결과 노폐물^{대사산물}이 만들어지는 것이죠. 미토콘드리아에 의해 공장이 돌아가면 활성산소가 많아집니다. 그리고 당연히 이산화탄소와 산화물질이 쏟아져 나오게 됩니다. 공장에서 폐수가 나오는 것과 같은 원리입니다. 그러니 이것을 깨끗하게 운반할 수 있는 하수도, 즉 "림프"가 필요합니다.

TIP

★ 세포막이 궁금해

세포막은 인지질 막입니다. 기본적으로는 지질을 흡수하고 물은 그다지 흡수하지 않습니다. 세포 내에 이미 물을 가지고 있기 때문이지요. 대신 내보내지도 않습니다.

인체의 세포는 정말 똑똑합니다. 세포막을 통해 자신에게 필요한 것만 선택적으로 투과하기 때문입니다. 세포는 본인의 수명을 유지하면서, 자신의 소임을 다하기 위해 안간힘을 씁니다. 한 번도 접하지 못했던 성분들, 예를 들어 MSG나 색소 등을 만나면 세포는 몸을 움츠립니다. 먹으면 위험하다는 것을 아는 것이지요. 그래서 밀어냅니다.

반대로 비타민C나 E 같은 물질은 아주 살포시 세포 안으로 들어갑니다. 들어가서 세포 내에서 손상된 DNA를 복구하는 역할도 합니다. 항산화 기능이 탁월한 불포화지방산을 섭취해야 할 이유가 이것입니다. 신선한 불포화지방산은 세포막도 튼튼하게 해줍니다.

★ 미토콘드리아가 뭐지?

미토콘드리아는 세포의 "공장"으로, 우리 몸이 에너지를 얻는 데 중요한 역할을 합니다. 이 공장은 ATP(아데노신 삼인산)라는 에너지 분자를 만들어내고, ATP는 세포의 활동에 필요한 에너지를 제공합니다. 우리가 먹는 음식은 미토콘드리아 안에서 분해되고, 이 과정에서 ATP가 생성되어 세포가 다양한 기능을 수행할 수 있는 것입니다. 특별히 미토콘드리아는 모계로 유전되므로, 엄마의 건강한 미토콘드리아 상태가 태아에게 대물림된다는 사실이 중요합니다.

하수도와 종합하수장치

림프가 인체의 하수도라고 하는 것은 결코 단순한 비유적 표현이 아닙니다. 실제로 림프관은 하수도, 림프절은 하수구 맨홀의 역할을 합니다. 또한 림프절이 많이 모여 있는 곳은 순환의 허브, 즉 종합하수장치라 할 수 있습니다.

어항이나 수족관 안의 물을 갈아주지 않으면 뿌옇게 흐려지고 냄새가 납니다. 얼마 안 있어 물고기들이 죽어 떠오릅니다. 급수와 배수가 안 되어 독소가 가득한 상태가 되기 때문입니다. 인체의 하수를 담당하는 모세림프망은 한쪽이 막혀 있는 맹관으로, 그 표면이 들어올릴 수 있

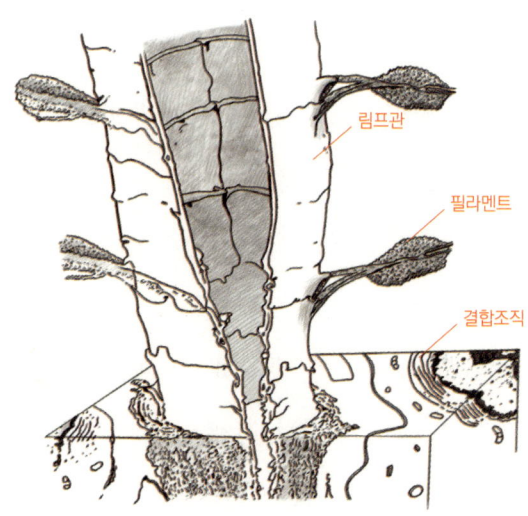

· 모세림프관의 구조 ·

도록 움직이는 비늘 모양입니다. 노폐물이 주변에 쌓여 압력이 높아지면 비늘 모양을 한 모세림프관의 평활근들이 아주 서서히 움직여 하수구의 문을 열어 주로 건더기들을 흡수합니다.

이때 산화한 독성물질, 노폐물, 분자가 큰 단백질 등이 천천히 림프관 안으로 이동합니다. 죽은 세포의 시체, 산화된 지방, 세균, 바이러스, 염증 세포 등도 함께 청소가 됩니다. 림프관으로 들어간 노폐물들은 림프절로 옮겨지고, 기다리고 있던 식세포들이 이를 먹어 치웁니다. 림프관 안이 다시 깨끗해지는 것이지요.

림프계를 그린 그림을 보면 콩알 같은 림프절이 집중적으로 모여 있는 곳이 보입니다. 목, 양쪽 겨드랑이, 복부, 서혜부입니다. 이곳들은 아주 중요한 림프의 허브입니다. 림프 시스템이 제대로 작동하지 않을 때, 병목현상이 일어나는 곳이기도 합니다.

명절의 교통상황과 비유해볼까요?

집에서 나섰을 때는 별로 밀리지 않았는데, 고속도로에 접어들면서 정체가 시작됩니다. 톨게이트가 꽉 막혀 있기 때문입니다. 고속도로로 진입하는 IC들이 림프 말단이라면, 톨게이트는 림프절이 모이는 허브입니다. 그런데 톨게이트가 뚫리면 서서히 정체가 풀어지지요?

다리에 부종이 있는 사람들은 고속도로의 톨게이트가 막혀 있는 것입니다. 림프절 주변만 잘 관리해주어도 순간적으로 부종이 빠질 수 있습니다. 부종에 관한 이야기는 뒤에서 더 자세히 다루겠습니다.

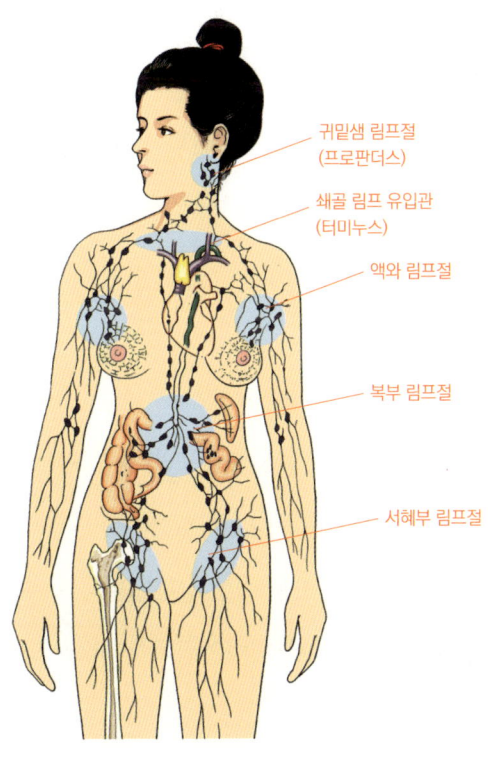

• 림프와 림프절의 위치 •

하수도가 막히는 진짜 이유

거리에 가을이 오면 환경미화원들이 낙엽을 깨끗이 청소합니다.

예전에는 아름다운 낙엽을 왜 그렇게 쓸어버리는지 이해하지 못했습니다. 폭우가 내리면 하수구로 물이 역류하는 경우가 있습니다. 그런데 진짜 비가 많이 와서만 그런 걸까요?

　실상을 살펴보면 무언가가 하수구를 막고 있을 때가 많습니다. 젖은 낙엽, 길에 마구 버려진 쓰레기, 담배꽁초 등이 주범이겠지요. 우리 몸속도 마찬가지입니다. 이런 노폐물과 쓰레기들이 림프라는 하수구를 막지 못하도록 제대로 된 음식을 먹고, 운동하고, 관리하는 습관을 들여야 합니다.

　다른 예를 하나 더 들어볼까요?
　바로 중국집 주방의 작은 통풍구입니다. 여러분이 상상하는 대로 통풍구의 구멍은 기름때로 다 막혀 있습니다. 환기가 될 리가 없지요. 림프절이 막힌다는 것이 바로 이런 상태입니다. 림프절에서 해독이 안 된다는 것은 바깥의 피부로도 확인됩니다. 피부가 변색되거나 딱딱하게 뭉쳐서 밖으로 튀어나오게 되니까요.

　가끔 림프를 뚫을 수 있는 비법을 알려 달라는 분들이 있습니다. 겨드랑이에 계란이 하나 단단히 들어 있는 느낌인데 빼 달라는 분들도 계십니다.
　자, 악취가 나는 하수구를 상상해보세요.

하수관 구석구석에 물때가 끼고, 곰팡이가 번식하고, 기름때들이 눌러 붙어 있기 때문입니다. 이럴 때는 하수구를 뚫어주는 약품을 붓거나, 관을 삽입해 청소를 하면 해결이 됩니다.

그런데 우리 몸은 약품을 넣어 노폐물을 녹여낼 수도 없고, 물리적으로 뚫는 것도 불가능합니다. 모세림프관은 너무 가늘고 온몸에 아주 복잡하게 분포되어 있기 때문입니다.

단, 막혀 있는 길이라 생각해서 막혔다고 표현합니다만 잠겼다는 표현도 좋습니다 림프액을 더 멀리 흘려보내는 방법은 있습니다. 변기를 뚫는 압축 펌프를 연상하면 쉽게 이해가 되실 것입니다. 외부에서 림프관을 직접 혹은 간접적으로 자극해 림프의 길이 열리고 제 기능을 하도록 도와주는 방법을 "림프 펌핑Pumping"이라고 합니다. 사지의 대관절 부분, 복부의 심부, 흉곽 입구의 림프는 이러한 펌핑이 필요합니다.

물론 스스로 하는 방법도 있습니다. 복부가 흔들리도록 뛰거나 횡격막을 크게 움직이는 호흡세로호흡, 복식호흡을 하거나 가슴을 크게 여는 흉식호흡가로호흡을 하는 방법 등이 이에 해당합니다. 생활 속에서 자신의 몸에 대해 조금씩 알아가면서 이런 작은 습관을 시작해본다면 분명 몸이 달라지는 것을 느끼게 될 것입니다.

4
림프절의 자동정화 시스템

 모세림프관으로 들어간 노폐물들은 어떤 운명을 맞게 될까요?

 앞서도 말했듯이 림프로 흘러 들어간 크고 작은 노폐물들은 림프절에 모입니다. 그런데 림프절에서 기다리고 있는 것이 바로 "림프구"입니다.

 혈액은 40~50%가 혈구인데, 혈구 세포는 산소를 운반하는 적혈구와 면역을 담당하는 백혈구로 나눠집니다. 이들 세포는 골수의 줄기세포에

★ 백혈구 총정리

1. 과립구
- 호중구 : 식균 작용을 하며, 염증과 관련된 화학물질(혈관확장제)을 방출, 화농시킴으로 써 상처 회복
- 호산구 : 기생충과 알레르기 감염에 관여

2. 단핵구(Monocyte)
혈구 중 가장 거대한 세포로 혈액 내에서는 식균작용을 하고, 조직 내에서는 대식세포로 변신

3. 림프구
- B세포(B cell, B lymphocyte, B림프구)
  골수에서 생성되며 항체 형성. 외부에서 들어온 항원이 B 세포의 세포막에 결합되면 형질세포(plasma cell)로 변형. 항원을 보조 T 세포에 전달.
- 도우미 T세포(Helper T cell)
  B 세포, 세포독성 T 세포, NK 세포, 대식세포 등을 활성화시키는 물질 분비
- 세포독성 T세포(Killer T cell)
  바이러스에 감염된 세포, 암세포, 이식된 세포의 세포막 표면에 형성되어 있는 항원과 결합한 후, 해당세포를 직접 파괴
- 조절 T세포(Suppressor T cell)
  B 세포와 세포독성 T 세포의 활성 억제, 면역 균형에 중요. 자가면역질환 예방

4. 기타
- 형질세포(Plasma cell)
  B세포가 면역반응에 의해서 활성화된 후, 형질세포로 변하며 항체를 합성하여 분비. 대개는 조직 내에서 발견.
- 비만세포(Mastocyte)
  조직 내에 흩어져 있는 세포로서 항원E와 결합하여 히스타민과 같은 물질을 분비.
- 대식세포(Macrophage)
  단핵세포가 조직 내로 들어와 변형된 세포. 많이 먹는다 하여 대식세포. 외부 침입 입자나 세균을 식균, 포획 후 사멸. helper T에게 항원을 전달하는 기능을 수행. 활성물질을 다량 분비. 섬유아세포 등의 활성화
- NK 세포(NK cell, Natural Killer)
  바이러스에 감염된 세포와 암세포에 직접 작용하여 파괴

서 만들어져 혈액을 통해 우리 몸의 구석구석에 도달합니다.

　백혈구는 과립구와 무과립구로 나뉩니다. 과립 소화효소를 가지고 있는 과립구에는 호중구, 호산구, 호염구가 있어 면역을 담당합니다. 무과립구에는 수지상세포, NK세포, 림프구 T세포와 B세포, 단핵구 등이 있습니다. 백혈구들은 이렇게 다양한 종류가 존재하는 데 각기 맡은 역할이 다릅니다.

림프절에는 킬러가 산다

림프구는 림프절에 모여 있다가 들어오는 독소와 세균 등을 처리합니다.
　크기가 작은 것들은 T세포 중 살인 식세포가 잡아먹습니다. 림프관 안에서도 대식세포가 식균 작용을 합니다. "많이 먹는다"는 이름에 걸맞게 죽은 세포 찌꺼기, 석면, 기타 독소들을 먹어 치웁니다. 이렇게 온몸의 림프절에서 림프액을 거르는 림프구에 의한 "자동정화 시스템"이 가동됩니다. 림프액은 온몸을 순환한 후에, 마지막에 쇄골 안쪽 정맥각 터미누스, 림프의 마지막 길을 통해 심장으로 들어갑니다.

　림프절의 크기는 콩알만 하고, 사람에 따라 숫자가 다릅니다. 일반적으로는 500~700개로 알려져 있지만, 해부를 해도 발견되지 않는 림프절들이 다수 있다는 것을 근거로 약 1,500개라고 주장하는 사람들도 있습니다. 림프절의 정확한 숫자는 아직 모르지만, 림프절이 많을수록 좋다는 데는 이견이 없습니다.

물론 림프절이 정화 작용을 하는 것은 아니고, 림프구들이 모여 사는 곳이므로 림프구의 역할이 없다면 무의미합니다. 림프절에서 면역에 결정적인 역할을 하는 식균작용과 노폐물 정화가 일어나기 때문에, 림프구와 림프절은 불가분의 관계입니다.

외과 의사들은 수술로 림프절을 제거할 때 "딸기 따듯이" 한다고 말합니다. 워낙 작고 예민하기 때문에 그렇습니다. 다른 사람들보다 해독이 안 되고 림프 순환이 안 된다면, 선천적으로 림프절의 숫자가 적을 가능성을 배제할 수 없습니다.

림프절이 남들보다 적다면 림프구의 숫자도 적고, 따라서 면역기능도 떨어질 수밖에 없습니다. 정화와 해독 작용이 적게 일어나다 보니 부을 수밖에 없겠지요.

모세혈관과 마찬가지로 모세림프망은 엄청난 세망細網입니다. 세망을 관찰하기 위해서는 특수한 방법이 동원됩니다.

모세림프망을 관찰하기 위해서는 림프신티그라피와 림프조영술 등을 이용합니다. 여러 가지 위험이 있어 누구에게나 하는 검사는 아닙니다. 1차성 림프부종, 즉 선천적으로 한쪽 다리나 팔이 지나치게 굵거나 부어 있는 경우, 림프관의 어느 부분에 문제가 있는지 보기 위해 선별적으로 시행되고 있습니다.

TIP

★ 림프 진단 방법

림프신티그라피(Lymphoscintigraphy)
환자의 손가락 사이나 발가락 사이에 방사선 동위원소를 주사한 후, 일정 시간 간격으로 림프관과 림프절을 통해 동위원소가 이동하는 것을 관찰하는 방법입니다. 이를 통해 림프계의 움직임을 진단하고 치료 방침을 결정하게 됩니다. 원인 미상의 부종이나 림프부종이 의심되는 환자에게 시행합니다.

림프관 조영술(Lymphangiography)
피부 아래 조형제를 주사해 그 흐름을 관찰하는 방법입니다. 예전에는 림프부종의 진단 방법으로 널리 이용되었으나, 검사 후 증상 악화의 우려가 있어 현재는 림프신티그라피로 대체되고 있습니다. 하지만 림프계의 해부학적 구조와 이상 유무를 상세히 확인할 수 있다는 장점을 갖고 있습니다.

대부분의 사람들은 한쪽 서혜부에 6~7개 정도의 림프절을 가지고 있습니다. 그런데 이 중 몇 개만 기능을 못해도 다리 굵기가 달라지고 만성적인 부종에 시달리게 됩니다. 주로 외과적 수술로 림프가 절제되었을 때 일어나는 현상이므로, 최근엔 수술할 때 림프절을 하나라도 더

살리려고 노력한다고 합니다.

　이런 중요한 림프절이 표층에는 주로 대정맥 주변에 존재하고 있습니다. 림프가 정맥으로 들어가기 전에 반드시 청소가 되어야 하기 때문입니다. 그 부위는 주로 서혜부 복부와 다리 사이와 액와 겨드랑이, 그리고 가장 중요한 심장으로 흡수되기 직전의 정맥각 쇄골입니다.

　앞서 림프절이 콩알 크기라고 했던 것 기억하시죠?
　작은 콩알 안에 림프액이 들어가는 "수입관"과 나가는 "수출관"이 따로 존재하고, 별개의 림프동으로 나뉘져 있습니다. 만일 한 동이 고장 나면 다른 곳이 작동할 수 있도록 만들어진 것입니다. 건더기나 독소가

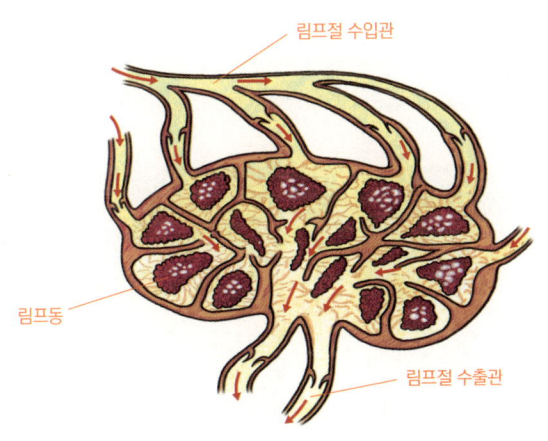

• 림프절 현미경 확대그림 •

걸러지기 때문에 항상 들어오는 양보다 나가는 양이 적습니다.

림프절이 부어오르더라도 작동이 멈추지는 않습니다. 림프구만 살아 있다면 정화 시스템이 작동할 수 있습니다. 문제성으로 발전하기 전에 림프절이 일을 잘할 수 있도록 몸을 움직이고 스트레칭하는 등 물리적인 동력이 절실합니다.

림프의 흐름은 그 특성상 조형술을 하기 전에는 알기 어렵지만, 모세혈관의 흐름은 살아 있는 사람의 손가락 끝에서 관찰할 수 있습니다.

몸이 건조한 사람들의 손가락을 전자현미경으로 보면, 모세혈관의 형태가 잘 보이지 않거나 꼬여 있습니다. 그런 사람들에겐 물을 한 잔 마시고 오라고 합니다. 물 한 잔의 효과는 놀랍습니다. 모세혈관이 갑자기 쭉 뻗어 흐름이 좋아지기 때문입니다. 보고도 믿기지 않는 광경입니다. 그런데 모세혈관만 그럴까요? 관찰할 수는 없지만 모세림프관도 마찬가지일 거라 생각합니다. 림프에게도 물이 보약입니다.

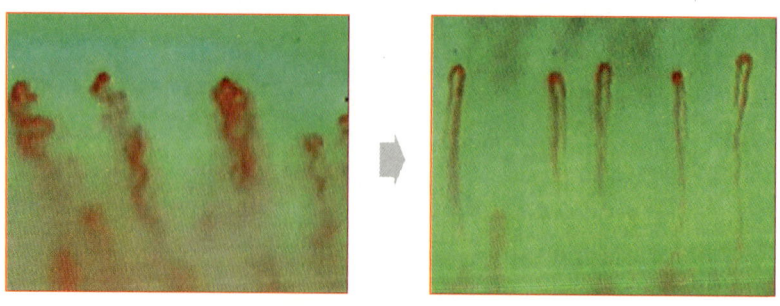

• 물 마시기 전후, 혹은 테라피 전후의 모세혈관 변화 •

5
림프의 길에는 논두렁이 있다

지금부터는 몸속 림프의 지도를 살펴보겠습니다.

림프가 어디에서 어디로 이동하는지 그 길을 아는 것은 매우 중요합니다.

먼저 얼굴입니다. 얼굴과 목 부분엔 가장 많은 림프절이 포진하고 있습니다. 왜 그럴까요? 잘 생각해보면 세균과 바이러스가 침투하는 경로는 모두 얼굴에 있습니다. 눈, 코, 입, 귀는 옷으로도 가려지지 않고 노출된 부위입니다.

　게다가 머리 부위의 림프액은 쇄골 안쪽의 "터미누스정맥각"를 통해 심장으로 들어갑니다. 아주 위험하고도 중요한 지점입니다. 그래서 신은 표층 림프의 70%를 목에 분포하도록 배려했나 봅니다.

　그런데 신기하게도 림프의 길은 앞뒤 대칭형이 아닙니다.

　정수리백회에서 앞뒤로 갈라진 림프는 얼굴 앞쪽과 뒤쪽의 경로가 다릅니다. 몸통도 그렇습니다. 중앙으로 내려와 시상면으로 자르고, 전두면어깨에서 복부, 그리고 횡단면복부에서 갈라집니다.

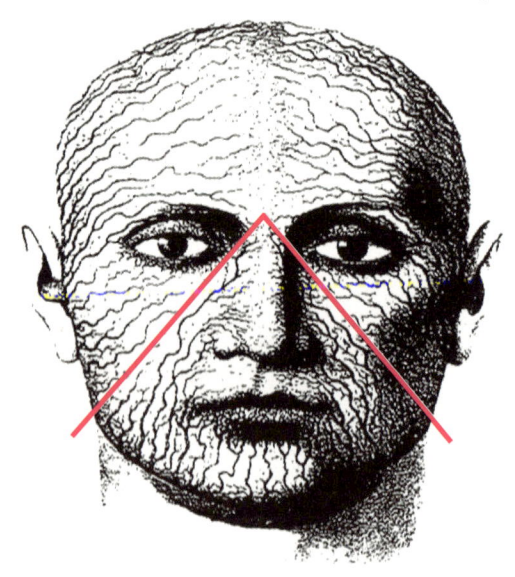

• 얼굴의 림프 순환 •

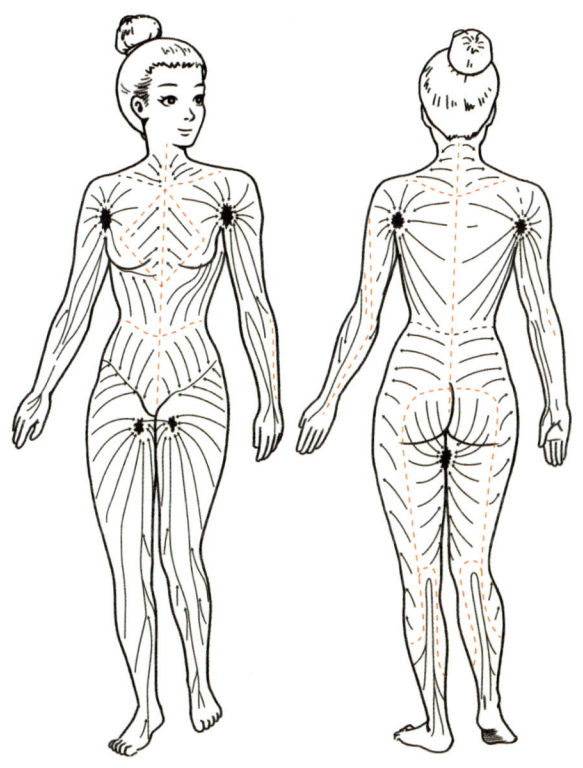

• 전신의 림프 순환 •

림프절이 한 군데만 있어도 죽지 않는 이유

림프의 길을 자세히 보면 마치 논두렁처럼 나눠져 있습니다.

혹은 마늘쪽과도 흡사합니다. 저는 강의하면서 늘 마늘쪽에 비유합니다. 우리의 몸은 결코, 어쩌다 보니 그렇게 만들어지지 않았습니다. 생긴 모양에는 다 이유가 있지요. 지금부터 자세히 알아보겠습니다.

가끔 마늘을 까다 보면 썩은 것이 나올 때가 있습니다. 그런데 썩은 쪽을 떼 내면 나머지는 멀쩡합니다. 마늘의 몸이 논두렁처럼 구획이 나누어져 있기 때문입니다. 마늘을 까기 위해 물에 담가 놓으면, 각각의 마늘쪽을 싸고 있는 껍데기가 방수 커버 역할을 해서 사이사이로 물이 드나들 수 없습니다. 림프 역시 이렇게 구획이 나눠져 있는데, 이를 림프의 "논두렁 워터세드"이라고 합니다.

만약 워터세드가 없다면 하나의 림프절에 문제가 생겼을 때 전체 시스템이 올 스톱 되어 버릴 것입니다. 강아지의 림프절을 다 잘라냈더니 약 48시간 만에 죽었다고 합니다. 무섭고 섬뜩한 실험입니다. 하지만 단 한 군데의 림프절만 살아 있더라도 죽지는 않을 수 있습니다. 그것이 모두 워터세드 덕분입니다.

워터세드를 이해하면 림프 순환의 비밀에 한 걸음 더 다가서게 됩니다. 만약 수술 등으로 림프절이 절제되었다면 어떻게 될까요? 림프는 워터세드를 가로지르는 길을 선택할 수 있습니다. 그것이 바로 "문합"입니다. 문합에 대해서는 조금 있다 자세히 다루도록 하겠습니다.

피아니스트였던 고객의 사례를 하나 소개하겠습니다.

그녀는 유방암 수술로 한쪽 액와^(겨드랑이) 림프를 대량 절제했습니다. 많은 시간 피아노를 쳐야 했던 그녀는 계속되는 통증에 시달렸고, 급기야 절제한 쪽 팔이 붓기 시작했습니다. 피아노 연습만 하면 부종은 걷잡을 수 없었고, 병원에서도 그녀에게 해줄 것이 없었습니다.

그녀는 테라피의 도움을 받고자 필자를 찾아 왔습니다. 표층의 림프절 절제로 생긴 팔의 부종은, 림프액을 원래 림프의 길이 아닌 다른 길로 이동시켜야만 해결될 수 있습니다. 림프의 보이지 않는 지도를 알고 있어야 한다는 이야기입니다.

언젠가 모 병원의 간호부장님이 저를 찾아오셨습니다.

유방암 수술과 복원술을 동시에 진행하는 초기 유방암 입원 환자들을 위한 림프 드레니지 교육을 의뢰하러 오신 것입니다. 사실 림프 드레니지가 절실하게 필요한 곳은 환자들이 많이 입원해 있는 병원입니다. 환자들의 삶의 질을 위해서 림프가 중요한 역할을 하기 때문이지요.

그런데 림프의 부종이 즉각적으로 오지 않는 것이 문제입니다. 수술을 하고 시간이 흐르면서 점점 무거워지는 것을 느끼게 됩니다. 몇 년이 지나 차곡차곡 쌓인 림프액이 어느새 두터운 팔이나 다리로 나타납니다.

얼굴의 림프 지도

지금부터 얼굴의 림프 흐름에 대해 자세히 알아보겠습니다.

얼굴의 림프는 정수리^{백회}를 중심으로 앞쪽과 뒤쪽의 길이 나눠집니다. 얼굴 쪽으로 내려오는 림프는 피부의 랑거선^{피부활선, 피부결}과 비슷하게 분포합니다.

이마는 가로로 흐르다가 관자놀이에서 한 번 걸러지고, 귀 앞^{파로티스}으로 가서, 다시 귀밑의 샘^{프로판더스}에 모입니다. 그 후 목을 따라 "루비에르 삼각지대^{턱과 귀 아래부터 목 전체}"로 옵니다. 이곳은 그야말로 림프절의 허브입

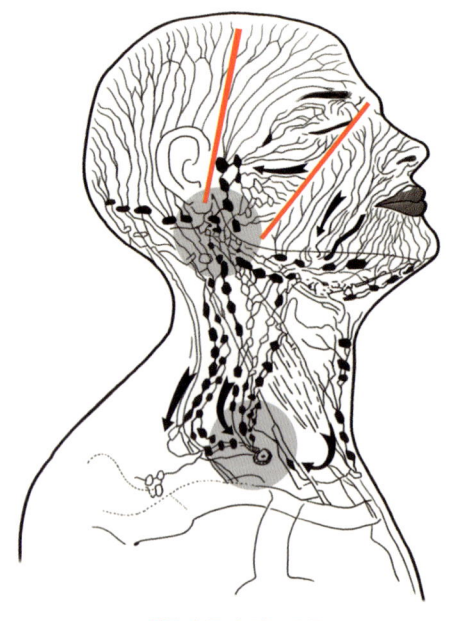

• 얼굴과 목의 림프 흐름 •

니다. 수많은 림프절을 거쳐 깨끗해진 림프액은 쇄골 안쪽 "터미누스"를 통해 심장으로 들어갑니다.

 이것이 이마에서 눈까지의 표층 림프 지도입니다. 하지만 코, 볼, 턱의 림프액은 팔_八자 모양으로 내려가 귀밑의 샘_{프로판더스에}에 모여 "터미누스"로 흘러갑니다. 미간의 인당_{제3의 눈} 부분에서 아래턱까지 워터세드가 있기 때문입니다. 이 길을 모르면 림프를 이동시킬 수 없습니다.

왜 몸의 뒤쪽엔 림프절이 거의 없을까?

머리 뒤쪽의 경우, 역시 팔_八자 모양으로 내려와 후두저_{후두골 바로 아래 움푹 들어간 곳}의 림프절에서 청소되고, 다시 귀밑 샘_{프로판더스}을 거쳐 터미누스로 합류합니다. 터미누스는 심장으로 들어가는 림프의 마지막 관문입니다.

 그런데 이상하게도 머리 뒤쪽과 등, 엉덩이, 다리 뒷면에는 표층의 림프절이 거의 없습니다.

 후두골이 끝나는 후두저 부분에만 존재할 뿐입니다. 그 이유가 뭘까요? 아침에 잘 붓는다는 이유로 신장이 나빠졌다고 생각하는 사람들이 많습니다. 하지만 잠자는 자세가 문제일 경우가 더 많습니다. 또는 자율신경의 문제이거나 목의 구조에 문제를 가지고 있을 확률이 더 큽니다.

밤에는 분명 똑바로 누워 잠이 들었는데 아침에 일어났더니 엎드려 있다면, 얼굴이 부어 있는 것이 당연합니다. 잠자는 동안은 림프에게 힘든 시간입니다.

똑바로 누워 자더라도 림프의 흐름이 좋지 않기 때문입니다. 그런데 엎드려 자게 되면, 특히 얼굴 부분의 림프절이 눌리게 되는 것이지요. 우리 몸 뒤쪽에 움푹 들어간 후두저를 제외하고 림프절이 없는 이유는 자는 동안 눌릴 것을 우려해서가 아닐까요? 림프부종이 있을 경우에도 테라피할 때 고객을 엎드리게 하지는 않습니다. 림프 흐름을 막지 않으려는 것입니다.

림프절 관점에서의 올바른 수면 방법은 다음과 같습니다. "똑바로 누워서 머리는 조금 높게, 목은 꺾이지 않게, 발은 약간 높게!"

TIP

★ 글림프 시스템Glymphatic System: 림프 관점의 수면의 중요성

글림프 시스템이란 뇌척수액(CSF)이 청소되는 과정을 말하며, 뇌의 노폐물 제거를 담당합니다. 이 시스템은 특히 수면 중에 활성화되어, 뇌에 축적된 대사 부산물과 독소를 제거합니다. 알츠하이머성 치매와 같은 신경 퇴행성 질환과도 관련이 있을 수 있다는 연구 결과도 있습니다. 뇌의 노폐물 제거가 제대로 이루어지지 않으면, 베타 아밀로이드 같은 단백질이 뇌에 축적되어 이러한 질환을 유발할 수 있기 때문입니다.

림프의 길은 좌우가 다르다

림프는 그것이 위치한 깊이에 따라서도 나눠집니다.

피부 아래에는 두터운 근막이 존재하는데, 그 위에 있는 것이 "표층 림프"이고 그 아래 있는 것이 "심층 림프"입니다. 비율은 7대 3 정도 됩니다. 림프는 표층에서부터 사지말단으로 천천히 움직여 심부로 겹겹의 근막층을 관통하여 흘러 들어갑니다. 이를 관통 림프라 합니다. 림프가 근막을 관통하여 심부 림프로 합쳐지기 때문에 우리의 자세와 근막의 상태는 림프의 흐름에 매우 중요합니다.

그렇게 심부로 유입된 림프는 마지막에는 하지와 복부, 왼쪽 가슴과

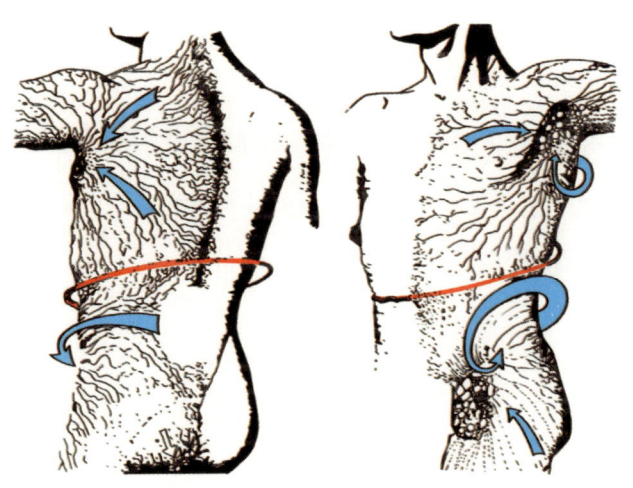

• 전신의 림프 흐름 •

팔, 왼쪽 얼굴의 림프는 모두 "좌림프관"으로 들어갑니다. 머리와 우측 팔, 가슴의 림프는 "우림프관"으로 들어갑니다. 그리고 좌우 림프관은 모두 쇄골 안쪽의 "터미누스^{정맥각}"를 통해 심장으로 들어갑니다. 이렇게 림프의 긴긴 여행은 심장으로 들어가면서 종결이 됩니다.

사실 모든 사람들은 양쪽 팔의 굵기가 조금씩 다릅니다.
이는 좌우 몸의 하수구 허브의 마지막 길이 다르기 때문입니다. 좌뇌와 우뇌가 있듯이, 좌측과 우측이 조금 다르게 순환합니다. 하체의 경우는 거의 복부의 소장 부위에 위치한 "유미조"로 림프액이 총집결합니다. 이 부분에는 매우 중요한 장기들로부터 흘러온 림프액이 총집결하기 때문에 압력이 차기도 하고 꾸르륵 소리가 나기도 하는 부위입니다.

하체를 관리하려면 복부를 다스려야 하고, 비만의 열쇠가 복부에 있다는 이유가 바로 그것입니다. 복부는 절대적으로 부드럽고 말캉하며 중부 횡격막이 잘 호흡할 수 있도록 늑골이 유연하게 움직여야 하는 곳입니다. 빵빵하게 압력이 차 있거나 지나친 피하조직이 붙어 있어도 좋지 않습니다.

6
막히면 돌아서라도 간다!

앞에서 한쪽 겨드랑이의 림프절을 절제한 경우, 정상적인 림프의 길이 막혔으므로 워터세드를 가로질러 간다고 했습니다. 가로질러 가는 통로가 바로 "문합"입니다.

그렇다면 림프의 문합은 어디에 있을까요?

일단 몸의 앞쪽을 기준으로 겨드랑이와 겨드랑이 사이, 서혜부와 서혜부 사이에 사다리꼴을 뒤집은 모양으로 존재합니다. 몸의 뒤쪽에도 앞쪽과 같은 위치에 자리 잡고 있습니다. 만약 림프절이 사라지거나 기능을 못하게 되면, 이 문합이 열리는 것입니다. 문합은 림프의 비상 통로입니다.

림프에 문제가 생기면 부종이 생기고 체형이 변할 수 있습니다.

하지만 정상적인 림프절이 하나만 있더라도 생명은 유지할 수 있습니다. 바로 문합 때문입니다. 림프 테라피를 받으러 가실 때에는 테라피스트가 이런 전문 지식을 가지고 있는지 확인하는 것이 좋습니다.

하체에 림프부종과 셀룰라이트를 모두 갖고 있는 여성의 경우, 천골

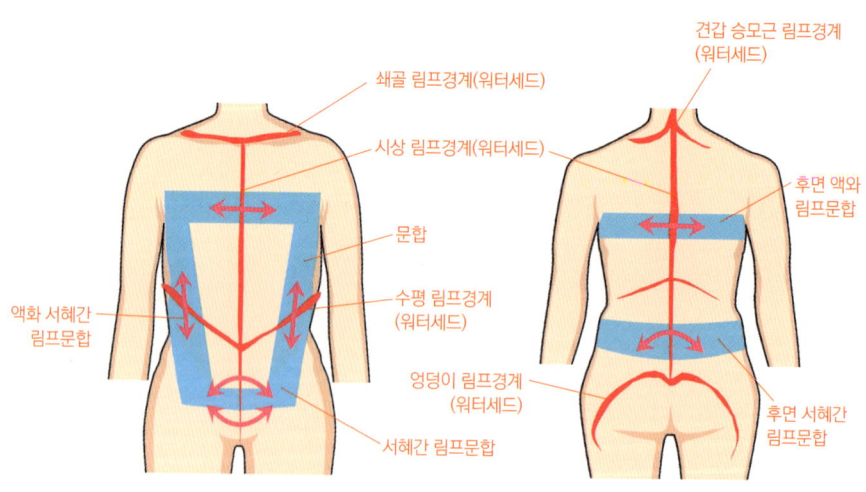

• 워터세드와 문합의 위치 •

엉치뼈, 척추 맨 아래에 위치한 삼각형 모양의 뼈 부위의 문합이 부어 있거나 유착되어 있는 경우가 많습니다. 단순 셀룰라이트인지, 림프에서 시작된 문제인지 정확한 판단이 필요합니다. 물론 셀룰라이트의 기저에 림프 흐름의 보조화가 있습니다.

천골 부위의 피부를 잡았을 때 잘 안 잡히고 뼈에 붙은 느낌이 나면 "유착", 부어 있거나 피부가 거칠거칠하면 "부종"입니다.

그렇다면 심부의 림프가 궁금하시겠지요? 지금부터 심부의 림프에 대해 얘기해볼까 합니다. 표층에서, 즉 피부밑 얕은 층에서 우리 몸을 지켜주는 림프절과는 달리, 심부의 림프는 팔다리의 경우는 근육과 함께, 몸통의 경우는 장기 주변에 많은 림프절이 존재합니다. 특히 소화기 주변에 많이 분포합니다.

하체 쪽에서 올라온 림프액과 아랫배 표층에서 내려간 림프액이 다시 모여 서혜부에서 심부로 들어가게 됩니다. 그리고 이 림프액은 복부의 유미조에서 최종 대다수 걸러지고 정맥각을 통해 심장으로 들어갑니다. 상지의 림프액은 액와를 거쳐 심장으로, 두경부의 림프액은 목에서 청소가 되어 터미누스를 통해 최종적으로 심장으로 들어가게 됩니다.

즉, 표층에서 모아진 림프액이 표층 림프절에서 림프구들에 의해 청소되고, 안으로 들어가 계속 정맥과 만나고 헤어지면서 최종적으로 심장으로 들어가게 되는 것입니다.

Chapter 02

그게 다 림프 때문이었다!

Miracle of Lymph

1
만성통증의
숨겨진 원인

"머리, 어깨, 허리, 무릎, 발!"

테라피를 받으러 오는 고객 분들에게 어디가 불편해 오셨냐고 물으면 "머리, 어깨, 허리, 무릎, 발, 안 아픈 데가 없다"는 대답이 돌아옵니다. 특히 생긴 지 오래된 통증은 그것들을 구분하고 원인을 찾아내기 쉽지 않아 더 문제입니다.

혹시 그 통증들 중에서 림프에서 비롯된 것은 없을까요?

지금부터 점검해 보기로 하겠습니다.

림프가 제대로 순환하지 못하면 '머리가 띵하다, 다리가 무겁고 저리다, 항상 피곤하다'와 같은 증상이 충분히 생길 수 있습니다. 림프는 노폐물을 이동시키는 하수도인데, 하수도의 문이 제대로 개폐되지 않거나 이동 통로가 막혀 있다면 온몸에 산화물질인 노폐물이 쌓이는 게 당연하겠죠.

그러면 노폐물들이 어떻게 통증을 유발하는지, 그 메커니즘이 궁금해집니다.

노폐물이란 인체가 대사작용을 하고 남은 찌꺼기이므로 거의가 단백질 물질입니다. 그런데 우리의 몸은 섭씨 36.9도를 유지하고 있습니다. 몸속에 단백질이 남아 있게 되면 적절한 온도, 피부를 통해 들어오는 자외선, 그리고 몸 안에 충분히 있는 수분이 상승작용을 일으켜 부패가 시작되는 것이지요.

단백질이 부패하면 강력한 독소가 생성된다는 것은 일반인들도 상식으로 알고 있습니다. 이런 독소들은 우리 몸의 구석구석에 가서 2차 문제를 일으키고 통증과 저림 증상 등을 유발하지요.

그뿐 아니라 우리 몸에는 필연적으로 당독소도 많습니다. 당화라고 불리는 끈적거리는 당독소와 단백질 산화물질이 뒤엉킨 물질을 "당화산물"이라고 하고, 이것이 더 심해지면 "최종 당화산물"이 됩니다. 만일 우리 몸속에 이런 당화산물이 가득하다면 림프가 제 할 일을 못한 것입니다. 이렇게 되면 우리 몸의 구원투수 역할을 하는 지방이 당화산물을 품고, 더 시간이 흐르면 콜라겐이 포획하게 됩니다. 콜라겐은 이렇게 IR면역반응로 결절들을 만들어냅니다.

다리가 붓고 손발이 차다고 호소하는 분들에게 필자가 꼭 하는 질문이 있습니다.

"혹시 자다가 다리가 저리거나 쥐가 나지는 않으신가요?"

무릎을 꿇거나 양반다리로 앉아 있는 등, 장시간 같은 자세를 유지하면 혈관이 압박을 받으면서 다리가 저리는 증상이 나타납니다. 그런데 멀쩡히 누워서 자고 있는데 쥐가 나고 저리다면 그냥 넘길 수 있는 문제가 아닙니다. 문제가 있다고 인정해야 되는 상황인 것입니다.

림프관의 움직임이 느린 사람, 정맥과 모세혈관이 약한 사람들에게 공통적으로 나타나는 현상이 바로 "몸이 차다"는 것입니다. 움직임이 느리다는 것은 에너지가 약하다는 것입니다. 생체의 에너지는 전기 에너지이고, 이것이 약해지면 체온이 떨어질 수밖에 없겠지요.

다시 주택의 반 지하 방을 상상해볼까요?

차고 습해서 여기저기 곰팡이가 생기게 되는데, 우리의 몸도 마찬가지입니다. 적정한 체온이 유지되지 못하면 세균이 좋아하는 환경이 되는 것이지요. 특히 우리 몸의 면역을 담당하는 백혈구는 체온이 적정온도 이상이 되어야 활발하게 움직입니다.

한방에서는 암을 "냉증"이라고 합니다. 하체가 차다는 것은 면역에 문제가 생길 소지가 있다는 의미로 받아들여야 합니다.

또 한 가지 중요한 것을 놓쳐서는 안 됩니다. 바로 신경의 말단들입니다. 림프 정맥 모세혈관과 늘 함께 다니는 신경의 말단은 우리가 여러 감각을 느끼도록 해주는 장본인입니다. "땡땡하다, 뻑뻑하다, 눌린 것 같다" 등 여러 가지로 표현되는 다양한 통증은 모두 감각신경의 말단에서 우리 뇌로 보내는 신호입니다.

이렇게 림프 정맥과 신경들은 근막이라는 포장지를 가로지르거나 세로로 관통하여 우리 몸을 감싸고 주행합니다. 이런 근막이 여러 가지 이유로 유착되어 그곳에 조직의 흐름이 구역별로 나타난다면 그것이 바로 부종의 시작이며 체형 변형의 시작입니다.

2
부종은 건강의 적신호

림프에 세트처럼 따라 다니는 증상이 "부종"입니다.

눈두덩이 좀 부은 것 같은 느낌부터 주먹을 꼭 쥘 수 없거나 매일 신던 구두가 안 맞는 증상까지, 부종에도 종류와 정도가 있습니다. 그렇다면 어느 정도의 부종이 문제가 되는 걸까요? 사실 대부분의 부종은 본인만 느낍니다. 만약 다른 사람이 부은 것을 알아볼 정도라면 심각하다고 판단해야 합니다.

평소에 잘 붓는 사람이 사우나에서 땀을 빼면, 부종이 일시적으로 개선되는 것 같습니다. 하지만 인체의 환경은 항상성을 유지하는 쪽으로 움직입니다. 조금 있으면 더 붓게 되는 것이지요. 잦은 부종, 그리고 지속적 부종은 건강에 이상이 생겼다는 적신호입니다.

아침엔 얼굴이 부어 있었는데, 출근해서 일하다 보니 저절로 붓기가 내린 경험이 있으시죠? 그런데 휴일에 하루 종일 뒹굴뒹굴 하면 오후가 되어도 붓기가 내리지 않습니다. 바로 "중력의 법칙" 때문입니다. 얼굴의 부종은 일어나 움직이면 상대적으로 빠지기가 쉽습니다. 그런데 그게 다가 아닙니다. 두경부는 안면과 함께 노폐물이 걸러져 심장으로 들어가는 림프관의 길이 자체가 짧습니다. 매립된 하수도관이 짧을수록 덜 막히는 것은 당연하겠죠?

그런데 하루 종일 활동을 해도 얼굴의 부기가 안 빠진다고 하는 사람들은 몇 가지 원인을 상정해봐야 합니다. 첫째가 두경부의 림프나 정맥의 주행 문제, 둘째가 신장의 문제나 갑상선의 기능 저하 그리고 가장 흔한 예가 목경추 구조의 문제입니다.

향정신성 의약품들은 기본적으로 우리의 신진대사를 조절해 소변을 유도하는 작용을 합니다. 이런저런 약을 동시에 먹는다면 신장은 엄청난 부담을 지게 되겠지요. 장기간 투병 생활을 하면서 항생제나 진통제를 복용하는 사람들이 만성 부종에 시달리는 이유는 신장이 제 역할을 할 수 없기 때문입니다.

우리 몸의 장기 중에서 가장 무던한 것이 신장입니다.

둘 중 하나가 망가져도, 그리고 남은 하나가 60%의 기능만 해도, 증상이 나타나지 않기 때문입니다. 하지만 이 때문에 신장이 나빠진 것을 발견했을 때는 돌이킬 수 없는 경우가 많습니다. 신장 기능이 10% 정도로 떨어지면 투석이 필요하다고 합니다. 투석을 하지 않으면 독소의 총공격을 받아 온몸에 부종이 오게 됩니다. 다른 장기도 마찬가지겠지만 특히 신장만큼은 부모님이 물려주신 장기 중 가장 아껴서 써야 하는 장기입니다.

신장의 사구체 사구체는 신장-콩팥 안에 있는 작은 필터입니다. 혈액을 걸러서 노폐물과 여분의 물을 제거하고, 필요한 영양소와 물은 다시 혈액으로 돌려보냅니다 문제로 생긴 부종은 누구라도 알아볼 수 있는 급격한 증상으로 나타나지만, 림프로 인한 부종은 아주 서서히 시작됩니다. 처음엔 본인도 잘 모르다가, 어느 날 긴가민가하게 몸의 한쪽이 부었다는 느낌이 듭니다. 그리고 조금 있으면 뻐근하고 저린 증상이 나타나게 되지요. 림프부종은 신장으로 인한 부종과는 증상이 다르므로 세심하게 관찰하면 누구나 알 수 있습니다. 림프부종의 메커니즘에 대해서는 뒤에서 자세히 설명하겠습니다.

마지막은 경추의 구조 문제인데, 사실 가장 흔한 문제이기도 합니다. 그런데 이 구조의 문제가 결국 근막의 문제를 일으키고 근막을 타고 주행하는 모든 순환 통로에 문제가 생기면서 결국 림프의 문제를 야기합니다.

림프가 괜히 막히고 잠기지는 않습니다. 동정맥, 신경, 림프 통로의 주행이 될 수 없도록 구조가 변경되는 것이 문제입니다. 그리고 이 경우에는 아주 지긋지긋한 만성통증이 동반됩니다. 이것이 바로 여러분이 병원에서 많이 듣는, 병명 같지도 않은 "근막통증 증후군"입니다.

3
악마의 시간, 48시간

테라피를 하면서 만성 부종을 겪고 있는 여성들을 자주 봅니다.

체내의 단백질 중 일부는 결합조직의 모세혈관으로 재흡수 되지만, 대부분의 단백질은 림프를 통해 이동합니다. 그런데 어떤 이유로 단백질이 림프로 이동하지 못하고 세포 사이에 남아 있게 되면, 다양한 효소 반응이 일어나 독소가 만들어집니다.

"48시간"이란 부종이 진행되어 단백질이 산화하는 데 걸리는 시간입니다.

만약 우리의 몸에 존재하는 림프절이 모두 제거된 상태라면, 생존할 수 있는 시간이 48시간이란 얘기도 됩니다. 48시간은 근육이 피로를 회복하는 시간이기도 합니다. 근육의 극심한 피로가 동반되는 스포츠 경기가 대체로 48시간 만에 한 번씩 치러지는 것도 근육의 회복 시간을 고려한 것이지요. 인위적으로 근육을 운동시켜 주는 전기적 치료나 테라피, 마사지 등도 48시간에 한 번 진행하는 것이 가장 효과적이라는 사실이 많은 임상실험에서 확인되었습니다.

만약 부종이 48시간 이상 지속된다면, 이미 내 몸에서는 수많은 독소들이 공격을 준비하고 있다고 봐야 합니다. 건강한 사람들의 경우, 부종이 48시간 이상 지속되는 경우가 드뭅니다. 만성적으로 손과 발, 하체가 부어 있고 얼굴의 부종이 가시지 않는다면 림프의 해독 기능이 바닥으로 떨어진 상태라 판단해야 합니다. 특히 아침에 일어나 발바닥이 쑤시거나 발을 디딜 때 아프다면, 독소의 문제를 생각 안 할 수가 없습니다.

인체의 대사 과정에서 생기는 독소가 씻겨 나가지 못하면 몸이 SOS를 보냅니다. 처음엔 약한 통증이나 저림 같은 증상이 나타나는데, 이것이 신호입니다. 만약 다리가 저리다면 적극적으로 주물러 주거나 스트레칭을 해야 합니다. 혈관과 림프관이 제대로 움직이지 못하니, 외부에서라도 일을 시켜 흐름이 좋아지게 만드는 행위입니다.

여기서 더 진행되어 체형이 변하고, 이상한 부위에 군살이 찌고, 항상 물이 차 있는 상태가 된다면 상황을 호전시키기는 더 어려워집니다. 부종이 최악으로 치달으면 감각이 마비되어 통증도 잘 느끼지 못합니다.

가끔 테라피를 받는 고객들 중에 "더 세게, 더 세게"를 외치는 분들이 있는데, 대부분 하체의 부종이 최고조에 이른 경우입니다. 피부의 컬러도 어둡고 거칠게 변형되어 있는데, 검은 어우러기 같은 것이 나타나기도 합니다.

참고로 멜라닌은 우리에게 이로운 항산화 물질이면서 표시성분으로서, 우리 피부나 근막에 알림을 줍니다. 그리고 운동신경 전달 물질이기도 하여 근막, 근육, 관절 부분에 표시를 합니다. 전반적으로 하체에 순환이 안 되는 경우 요추에서부터 천골을 비롯하여 다리 전체가 좀 얼룩덜룩하기도 합니다.

4 왜 한쪽 다리만 부을까?

림프부종은 한마디로 림프계의 순환 장애입니다.

림프액이 빠져 나가지 못하고 피부와 피하지방 안에 축적된다고 상상해 보세요. 팔과 다리가 비정상적으로 붓는 증상이 생깁니다. 병적인 림프부종은 반드시 한쪽으로 먼저 옵니다.

다리의 림프관들은 "서혜부"에 있는 림프의 허브를 지나 복부로 모이게 됩니다.

만약 오른쪽 다리에 림프부종이 왔다면 원인은 3가지로 요약됩니다. 첫째 오른쪽 다리의 림프절 개수가 선천적으로 부족한 경우입니다. 둘째는 후천적으로 서혜부의 하수구 역할을 하는 림프절이 막혀 있는 경우입니다. 마지막으로 수술로 림프절이 절제된 경우입니다. 림프액이 림프절을 통과하지 못하고 우회하기 때문에 정체와 부종이 오는 것입니다. 하지만 림프부종 때문에 생명이 위독할 정도는 아닙니다.

그런데 이런 증상이 장기적으로 지속되면, 2차적인 문제가 생깁니다. 피부가 거칠어지다가 나중엔 비늘처럼 변하는 것이지요. 발톱이 빠지기도 하고, 발부터 다리 전체가 코끼리 다리처럼 크기와 모양이 변하게 되는데, 이런 경우엔 완치가 어렵습니다. 다만 테라피를 통해서, 특히 고전적인 "림프 드레니지물을 빼낸다는 농업용어에서 유래"를 통해서 증상을 완화시킬 수 있습니다.

만약 이런 대응조차 하지 않고 방치한다면 걷는 것도 힘들어질 수 있습니다. 독소가 여기저기 들러붙게 되면, 급기야 체형까지 변형됩니다. 그러니 한 쪽 눈이 붓거나 팔과 다리, 귀밑이 한쪽만 붓는다면 반드시 대책을 세워야 합니다. 일반적 부종과 림프부종의 원인은 다르지만, 간질액과 체내 수분 대사에 심각한 영향을 끼치고 다양한 문제를 야기한다는 점은 같습니다.

우리 몸에 림프의 길이 어떻게 나 있고, 림프절은 어디에 있으며, 각각의 림프절이 어떤 기능을 하는지 모른다면 결코 림프 흐름을 개선시킬 수 없습니다. 우리나라에서는 "림프 드레니지"를 스파나 에스테틱에서 합니다. 전문 영역인만큼 신중한 선택이 필요합니다.

옆으로 누워 자는 습관도 몸의 한쪽만 붓게 되는 원인입니다.
림프가 눌린 쪽의 순환이 안 되기 때문입니다. 림프의 관점에서 본다면 똑바로 누워 자는 것이 가장 좋습니다. 그런데 똑바로 누워 자기 어렵다고 하는 사람들도 있습니다. 등이나 목에 튀어나온 부분이 있거나, 흉부의 근막이 구겨져 있어 누웠을 때 숨쉬기가 어려울 확률이 높습니다.
이런 분들은 자신의 체형을 지지해줄 수 있는 침구를 찾아야 합니다.
사는 동안 거의 3분의 1을 잠자는 시간으로 보내는데 딱딱한 바닥에서 자고, 높은 베개를 베면 절대로 편히 잠들 수 없고, 그런 상태는 림프 순환에도 최악입니다. 무엇보다 먼저 잠자는 자세와 침구를 점검하는 것이 우선입니다.

후천적인 림프부종 초기에는 외관상 표시가 나지 않습니다. 다만 전체적으로 무겁고 뻐근하게 조이는 느낌이 들거나, 예전과 다르게 피부가 딱딱해졌다고 느낍니다. 그러다가 증상이 심해지면 팔과 다리의 굵기가 달라집니다. 특히 팔다리를 무리하게 사용한 날은 이런 증상이 더 심해지는 것이지요.

그런데 만약 염증이 동반되는 급성 림프부종이라면, 열이 나고 통증이 심하므로 반드시 병원을 찾아 항생제 치료를 받아야 합니다. 급성일 경우는 증상이 심해 금방 알아차릴 수 있습니다.

예전에는 수술 후에 림프부종이 오는 것을 숙명으로 알고 살았습니다. 하지만 이제는 다양한 물리요법과 전용 웨어 등으로 증상을 완화시킬 수 있습니다. 최근 의사들도 림프부종을 통합의학적인 관점에서 바라보기 시작했습니다. 상당히 고무적인 현상이라 생각합니다. 삶의 질이 중요한 시대이니까요.

TIP

★ 림프부종의 종류

1차성 림프부종
림프 채널의 선천적 기형으로 인해 림프계가 제대로 기능할 수 없는 상태를 말합니다. 태어날 때부터 한쪽 팔이나 한쪽 다리가 굵어서 쉽게 확인할 수 있습니다.

2차성 림프부종
유방암, 자궁암 등 암 수술 시에 전이를 막기 위해 주위 림프절까지 절제했거나 방사선 치료, 외상, 감염 등으로 림프액 순환에 문제가 생긴 경우를 말합니다. 최근 암환자 중에서 림프부종을 겪는 사람들이 많습니다. 이런 경우엔 복합 물리요법(마사지, 기기, 광선 등을 이용한 테라피)으로 상태를 개선시키고 그 상태를 유지하는 평생관리가 필요합니다.

5
얼굴이 점점 커지는 이유

 "얼굴이 소멸될 것 같다"는 것이 칭찬인 세상이 되었습니다.

 여성뿐 아니라 남성들까지도 작은 얼굴을 동경하는 시대입니다. 그런데 웬일인지 나이가 들수록 얼굴이 커진다는 이야기를 하시는 분들이 많습니다. 설마 머리뼈가 자란 것도 아닐 텐데, 왜 얼굴이 커졌다고 느끼는 걸까요?

 여기에도 림프의 비밀이 숨어 있습니다.

얼굴이 커졌다는 분들을 자세히 살펴보면 2가지 유형으로 나눌 수 있습니다.

첫째는 체중 증가로 인해 얼굴에 살이 붙은 경우입니다. 이중 턱이 되면 얼굴의 라인이 흐트러지므로 살찐 얼굴표층 지방형이 됩니다.

둘째는 얼굴 피부의 가장 아래쪽에 위치한 근막층인 스마스층SMAS과 진피에 진득진득한 물이 차서 얼굴에 부종이 온 것입니다.

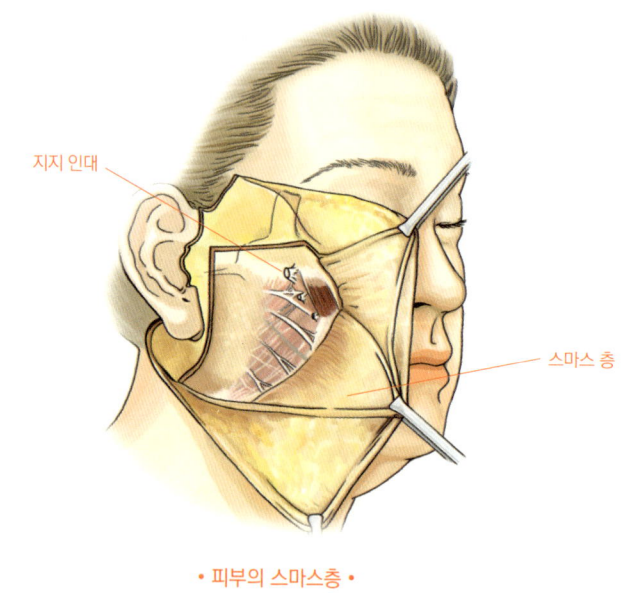

• 피부의 스마스층 •

귀밑샘프로판더스 쪽에 림프액이 고여 목이 굵어지고 얼굴이 커지는 경우가 가장 흔합니다. 얼굴의 림프액은 목을 거쳐 쇄골 주변의 "터미누스"를 통해 심장으로 들어간다는 사실은 여러 번 이야기했습니다. 보통 호흡이 짧거나 가슴 근육이 긴장되어 있을 경우, 림프액이 잘 빠지지 않아 얼굴이 커질 수도 있습니다. 림프 때문에 얼굴이 커졌다면, 아무리 빡세게 다이어트를 해도 V라인은 살아나지 않습니다.

살이 빠지는 것과 림프액이 빠지는 것은 전혀 다른 문제이니까요.

화병, 속병은 한국 여성들의 병이라 알려져 있습니다.

이런 속앓이로 심장 주변의 혈행이 좋지 않은 경우에도 얼굴이 붓고 림프액이 고이게 됩니다. 쇄골이 드러나지 않고 목이 굵은 체형이라면, 흉쇄유돌근_{귀 뒤에서 쇄골과 흉골로 Y자로 연결되는 근육} 주변을 잘 풀어주고, 머리를 좌우로 늘인다는 기분으로 스트레칭을 해주면 좋아집니다.

안면윤곽술 등 성형수술을 자주 하거나, 얼굴 쪽에 시술을 많이 받는 경우에도 얼굴이 커질 우려가 있습니다. 얼굴에 넣은 보형물이나 이물질이 근막을 섬유화시키면서 유착되어 림프의 흐름을 방해하기 때문입니다. 지속적인 부종을 방치하면 그대로 지방으로 전환되고 급기야는 섬유화되어 딱딱한 상태가 됩니다. 또한 나이가 들어 얼굴과 목의 근육이 늘어지는 경우에는 이중 턱이 될 수 있습니다. 어떤 공간이든 공간이 있는 한 무언가가 자리 잡게 됩니다. 주로 산화물질 찌꺼기들입니다.

광대뼈 아래와 아래턱 쪽에는 뼈와 스마스, 피부를 연결하는 "진성 유지인대"가 있습니다. 얼굴 피부와 함께 이 부분의 각도가 바뀌게 되면서, 처진 피부 사이로 지방이 내려앉게 됩니다. 흔히 심술보라는 늘어짐이 생기는 것입니다.

혹시라도 얼굴에 이런 현상이 나타나면 하루빨리 림프 케어 루틴을 시작해야 합니다. 근막을 림프 방향으로 밀어주면, 림프 배액이 잘 되어 얼굴이 리프팅되는 효과를 볼 수 있기 때문입니다.

그런데 이마를 손가락으로 눌러 보아 피부가 변색되거나 진득한 느낌이 든다면, 피부 겉만 관리해서는 절대 얼굴이 작아지지 않습니다. 피부나 근막을 아래 방향으로 당기듯이 밀어주고, 림프의 방향에 따라 관리해 주는 것이 효과적입니다.

얼굴 리프팅을 위해 꼭 기억할 것은 림프의 방향, 즉 "아래" 방향이라는 사실입니다. 이것이 림프의 길이고 곧 심장 방향입니다.

6
림프와 근막의 관계

이제 자주 언급되었던 근막Fascia에 대해 자세히 알아볼 차례입니다. 근막이라 하면 언뜻 근육을 싸고 있는 막이라 이해하기 쉽습니다.

하지만 근막의 개념은 그 이상입니다. 즉 세포를 싸고 있는 막부터 장기를 싸고 있는 막, 두개천골계를 싸고 있는 막까지를 모두 포함하는 것입니다. 크게 보면 피부도 우리의 전신을 싸고 있는 근막입니다. 그 아래 피하지방과 근육 사이에도 두터운 근막이 있고, 각각의 세포도 근막으로 싸여 있다고 이해하시면 됩니다.

근막을 구성하는 주성분은 콜라겐인데, 시사하는 바가 큽니다.
콜라겐이 수분을 끌어당기는 역할을 하기 때문입니다. 인체는 세포부터 장기, 근육까지 수분이 촉촉하게 함유된 근막으로 싸여 있습니다. 유지인대_{얼굴의 피부와 뼈와 근육 같은 깊은 구조물을 연결하는 결합 조직으로, 얼굴 형태를 유지하고 피부 처짐을 방지합니다}가 잡고 있는 얼굴의 스마스층과 손바닥·발바닥을 제외하고, 가장 두꺼운 표층 근막은 근육과 살짝 분리되어 있습니다. 왜 그럴까요? 갈비를 예로 들어 설명해보겠습니다.

질 좋은 갈비살_{근육}은 탄력 있고 말랑말랑하며 그것을 싸고 있는 근막이 쉽게 분리됩니다. 반면 질긴 갈비살은 근막과 엉겨 붙어 잘 떨어지지

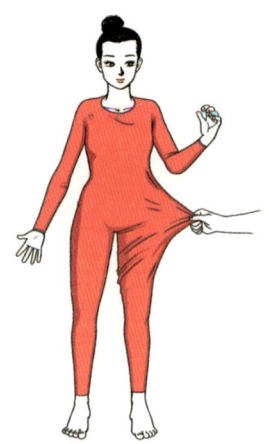

• 파샤맨의 근막 개념 •

않습니다. 만약 우리 몸의 근막이 이렇게 엉겨 붙어 있다면 어떤 일이 일어날까요? 혈액이 원활하게 순환하지 못하고, 림프액이 제대로 빠져나가지 못할 것입니다.

표층 근막을 비롯하여 우리 몸의 모든 근막은 마치 포장지처럼 우리 몸을 겹겹이 싸고 있는데, 가장 두꺼운 근막층 위에 피하지방과 림프관이 위치해 있습니다. 표층의 림프액이 심부로 흘러 들어가기 위해서는 이 두터운 근막층을 통과해야 합니다. 근육과 근막이 모두 평평하게 이완되어 있어야 혈액과 림프액이 잘 흐를 수 있는 건 당연한 이치입니다.

운동을 열심히 해서 지방이 분해되었다 해도 끝이 아닙니다. 근막이 긴장되고 유착되어 있다면 림프를 통해 지방이 빠져 나가지 못해, 체중이 감량되기는커녕 체형까지 흐트러지는 결과가 생깁니다. 다이어트와 운

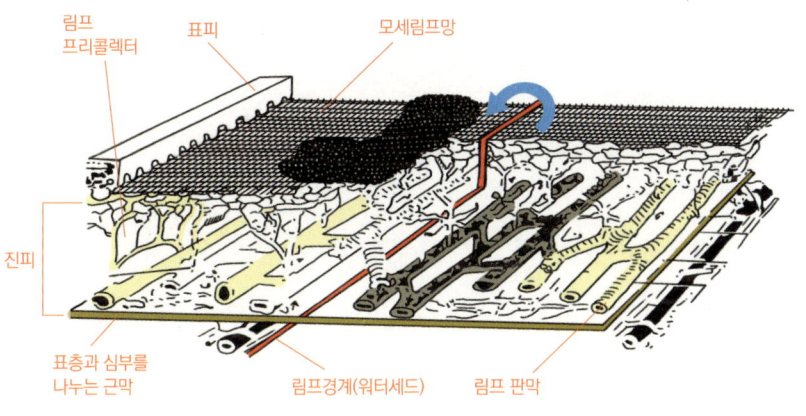

• 피하조직에서의 림프 순환 •

동에 매진해도 체형이 바뀌지 않는 이유는 바로 근막에 있습니다.

림프가 하수도라면, 근막은 하수도가 매설된 통로라 할 수 있지요. 림프와 근막은 떼려야 뗄 수 없는 관계인 것입니다.

근막을 쉽게 이해하려면 목화솜 이불을 생각하면 됩니다. 예로부터 솜이불이 오래되어 납작해지면 솜틀집에 가서 틀어옵니다. 그러면 이불이 새것처럼 포실해지니 참으로 지혜로운 방법입니다. 이 솜틀기 작업을 근막에 비유할 수 있습니다. 노화되고 수분을 잃은 근육 근막은 납작하게 육포처럼 변하고, 건강한 근막은 포실하고 수분을 머금고 있습니다.

뿐만 아니라 침대 패드에서 볼 수 있듯이, 이 근막에는 신경, 혈관, 림프가 잘 시침질되어 있다고 표현하면 이해가 쉬울 것입니다. 일정한 방향성을 가지고 주행하는 림프 정맥, 동맥, 모세혈관 그리고 신경말단까지 모두를 근막이 포함하고 있기 때문입니다.

대부분의 통증도 근막에서 나타나는 통증입니다. 근막의 속성은 지금도 밝혀지고 있습니다. 근막은 무한한 가능성을 가진 피부 아래의 또 하나의 물풍선이고, 우리 몸의 수분 양을 결정하고 각각의 층과 소통하며 건강을 지켜주는 포장재입니다. 이 근막을 잘 트레이닝하여 건강해질 책임은 우리 자신에게 있습니다.

근막에는 감각신경이 널리 분포되어 있으니, 매일의 라이프스타일 속에서 근막을 스트레칭하고 말캉하고 포실하게 만들어준다면 기억이 되고 습관이 되어 결국 내 자신의 것이 되니 어제보다 나은 오늘, 즉 "better aging"이 더 쉬워질 것입니다.

TIP

★ 근막과 텐서그리티

텐서그리티(tensigrity)란 '장력'과 '구조'의 합성어입니다. 어떤 구조물의 안정성은 장력(당기는 힘)과 압축력(누르는 힘)의 균형을 통해 유지됩니다. 이 원리는 건축에서 유래되었으나 인체의 근막 시스템에도 존재합니다.

근막은 근육, 뼈, 장기 등을 감싸고 지지하는 결합조직입니다. 근막은 텐서그리티 원리에 따라 서로 연결되어 있어, 특정 부위에 가해지는 힘이 온몸으로 고르게 분산됩니다. 이렇게 하면 신체가 더 효율적으로 움직이고, 외부 충격에 견딜 수 있습니다.

저는 jh윤곽술 브랜드를 런칭하면서 이 텐서그리티를 기초로 하여 우리 몸의 구조를 심볼로 만들어 봤습니다. 림프, 혈관, 섬유, 신경 등의 조합으로 이루어진 LFNS Pad(근막을 칭하는 저의 방식입니다)가 그것인데, 우리 몸은 이것으로만 형태가 이루어졌다고 해도 과언이 아닙니다.

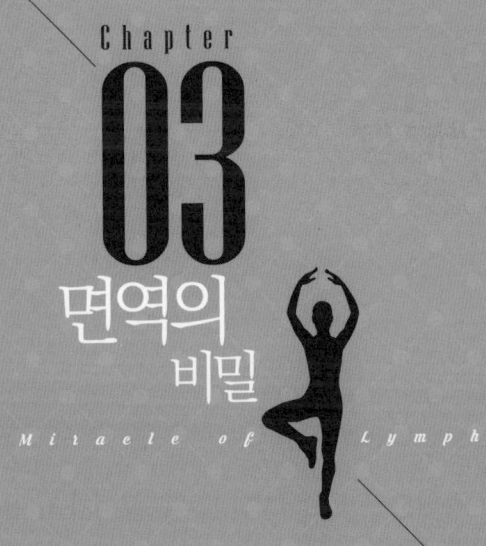

1
알수록 신비한 면역반응

면역력은 부족해도 문제가 되지만 과해도 문제가 됩니다.

아토피, 류머티스 관절염, 다발성 경화증 등은 면역반응이 너무 과해서 생기는 자가면역질환들입니다. 우리는 살아가면서 자신의 면역체계를 잘 관리해야 할 의무가 있습니다. 비의료인의 입장에서 면역을 말하기는 다소 불편한 부분이 있긴 합니다만, 코로나를 거치면서 우리는 자신의 몸을 알고 지키는 것이 얼마나 중요한지 잘 알게 되었습니다. 면역과 림프는 불가분의 관계이므로 림프와 관련해서 간략히 다뤄보기로 하겠습니다.

우리의 몸은 외부 자극에 대해 즉각적으로 반응합니다.

예를 들어보겠습니다. 음식이 입안에 들어오는 즉시 아밀라아제가 분비되어 탄수화물을 분해합니다. 탄수화물을 분해해야 혈당을 유지하고 에너지를 발생시켜야 생존을 유지할 수 있기 때문입니다. 이렇게 소화기계의 각 장기들이 분비하는 호르몬과 효소들도 넓은 의미에서는 면역반응Immune Response입니다.

피부를 통해 이상 물질이 들어왔을 때 가렵고 붉어지는 것도 그렇습니다. 피부에 뭔가가 들어왔는데도 면역반응이 일어나지 않는다면, 우리 몸이 익히 알고 있는 항원이 들어온 것이다. 젖만 먹던 아이에게 처음 이유식을 떠먹이면 뱉어내듯이 우리의 눈, 코, 입, 귀, 피부도 처음 접하는 물질에는 거부 반응을 보입니다.

일단 인체에 이물질이 들어와 면역반응이 일어났다면, 우리 몸에서는 항체가 만들어집니다. 다음에는 그 물질이 들어와도 항체가 있으니 야단스러운 반응을 보이지 않는 것이지요. 알레르기성 비염, 피부염, 결막염 등 모든 알레르기 반응은 백혈구의 면역반응입니다.

그런데 넓게 보면, 우리 몸의 세포들 대부분이 면역에 관여하고 있습니다. 이물질이 들어왔을 때 앞장서서 싸우는 백혈구뿐 아니라, 세포 차원에서도 자신을 지키는 일을 해내고 있다는 의미입니다.

피부에서 알레르기 반응을 일으키는 세포는 무엇일까요?

놀랍게도 비만세포Mast Cell와 백혈구입니다. 비만세포와 백혈구는 알레르기 유발 물질과 결합해, 혈관벽에 붙어 히스타민을 분비합니다. 그런데 이 히스타민이 가려움증의 주범입니다. 만일 가려움증이 오래 지속되고 주기적으로 일어난다면 과다한 면역반응이라 할 수 있습니다. 이런 현상은 노화가 진행되거나 세포막이 튼튼하지 못한 사람에게 빈번하게 일어납니다.

면역계는 아직까지 신비에 싸여 있는 분야입니다.

때론 이유를 설명할 수 없는 반응을 보이기도 하고, 같은 물질이지만 생명체에 따라 극과 극의 반응을 보이기도 합니다. 면역계를 보면 모든 생명체가 고유하다는 이야기를 수긍할 수밖에 없습니다.

그런데 셀룰라이트도 면역반응이란 관점에서 설명할 수 있습니다. 물론 순수하게 제 생각입니다. 우리가 노폐물이라고 부르는 것은 대체로 단백질입니다.

체액 속의 노폐물단백질과 수분, 기타 독소들은 특이한 변형물질로 바뀌고, 수분과 결합해 단단한 덩어리로 뭉쳐 버립니다. 몸의 구역별로는 이 단단한 수분과 산화물질의 결합체가 지방으로 변하기도 합니다. 지방도 노폐물을 가두고 포획하는 좋은 일을 하기도 합니다. 더 나아가서는 콜라겐이 출동해 이물질로 인식하는 이런 덩어리들을 마치 보자기에 싸듯이 포획합니다. 변형물질을 내 몸의 일부로 만드는, 일종의 면역반응이 일어난 것입니다. 이런 상태를 "섬유화" 되었다고 표현합니다.

건강하지 못한 지방, 림프액으로 빠져나가지 못한 노폐물, 해독되지 못한 독소 모두 종착역은 섬유화입니다. 몸에 뭉친 것이나 혹이 여기저기 있다는 것도 모두 같은 의미입니다.

피부부터 장까지, 1차 면역

우리 몸은 강력하고 거대한 면역 시스템을 가지고 있습니다.

1차 면역기관의 대표는 피부로, 피지선의 분비물이 강력한 저항선을 형성합니다. 마이크로바이옴(세균총)도 상재균으로 탄탄히 존재합니다. 눈, 코, 입, 귀에서는 점액질과 섬모가 그 역할을 맡습니다. 장과 질은 정상 세균총이 지키고 있습니다. 우리의 몸은 이렇게 하나의 시스템으로 움직입니다.

하나가 고장 났다고 결코 손 놓고 있지는 않습니다.

다른 기관이 몇 배의 힘을 발휘하고, 이조차 고장 나면 남아 있는 하나까지 죽을힘을 다해 싸웁니다. 이런 면역계의 특성은 생존을 위해 꼭 필요한 것이지만, 과잉 면역반응에 대처하는 것이 얼마나 어려운지도 동시에 알려주고 있습니다.

백혈구의 활약, 2차 면역

우리의 면역체계를 군대에 비유해 보겠습니다.

1차 면역기관은 군대라고 하기엔 부족한, 예비군에 가깝습니다. 일하면서 싸우고 싸우면서 일합니다. 피부, 눈코입의 점막, 장 등이 해당됩니다.

2차 면역기관부터는 오로지 면역에만 힘씁니다. 여기에는 일반 전투를 수행하는 일반군이 있고, 특수전을 담당하는 특수군이 있습니다. 2차 면역기관은 일반군, 3차 면역기관은 특수군이라 할 수 있습니다. 2차 면역기관엔 식세포, 단핵구, 대식세포가 해당됩니다.

결합조직에서 면역은 "섬유아세포纖維芽細胞, fibroblast"에서 시작되는데, 콜라겐과 엘라스틴 같은 섬유근육의 최저 단위를 만들어내는 모母 세포라 이해하면 쉽습니다. 그리고 모든 모세포들은 면역을 담당합니다.

결합조직 내의 백혈구들은 광속으로 움직이며 균을 잡아먹습니다.

특히 백혈구 중 대식세포의 활동은 아주 특이한데 세포 찌꺼기, 독소, 석면 등 가리지 않고 웬만한 것은 깨끗이 먹어 치웁니다. 대식세포는 활동하면서 사이토카인, 림포카인 등의 물질을 쏟아내는데 이것들이 다시 "섬유아세포"의 먹이가 됩니다. 면역력이 "섬유아세포-대식세포-섬유아세포"의 연결 고리로 유지되고 있는 것입니다.

우리 몸의 면역 시스템은 정말로 정교하고 경이롭습니다.

B림프구와 T림프구, 3차 면역

군대의 비유를 다시 가져오자면, 3차 면역기관은 특수군입니다.

백혈구 중에서도 림프구가 이 최종 면역 단계를 담당하고 있습니다.

"B림프구"는 외부에서 이물질이 들어오면 분화하여 항체를 생성하고, 이를 이용해 독소와 바이러스를 중화시키는 임무를 띠고 있습니다. 반면 "T림프구"는 독소와 바이러스가 모이는 림프절로 이동해 균을 깨끗하게 먹어 치웁니다. "T림프구"는 아토피에도 관여하는 아주 중요한 면역기관입니다.

최근 종양과 바이러스 감염 세포를 죽이는 것으로 알려진 NK[Natural Killer]세포에 대한 관심이 뜨겁습니다. 체내에는 약 1억 개의 NK세포가 있는데, 공격 대상 세포의 세포막에 구멍을 내고 세포질을 해체하는 방법으로 비정상 세포를 죽입니다.

요즘은 간단한 혈액검사로 NK세포의 활동량을 알 수 있습니다. NK세포가 활발하게 활동 중인 사람이라면 암을 비롯해 어떤 질병에도 걸리지 않는다는 가정을 할 수 있습니다.

강의 중에 NK세포에 대한 이야기를 하면 "NK세포를 강하게 만드는 방법"을 꼭 질문합니다. 안타깝게도 뾰족한 방법은 없습니다.

몸에 좋은 음식_{개인적으로는 표고버섯을 비롯한 버섯류를 권합니다}을 골고루 먹고, 적당한 수면과 운동을 하고, 긍정적인 마인드로 스트레스를 받지 않는다는 지극히 교과서적인 방법이 최선입니다. 면역력을 끌어올리는 데는 왕도가 없고, 자신의 면역력은 오로지 자신이 라이프스타일 훈련을 통해 책임져야 합니다.

2 면역력을 올릴 수 있을까?

스트레스를 "확" 받을 때 림프의 흐름은 어떻게 될까요?

혹시 오래 전에 방영되었던 미국 드라마 "헐크"를 기억하시나요?

잘 생긴 남자 주인공이 폭행을 당하거나 분노하면, 옷이 찢어질 정도로 몸이 부풀어 오르며 괴물로 변합니다. 림프를 강의하다 보니, 의도했든 하지 않았든 그 드라마가 어떤 진리를 담고 있다는 생각이 듭니다. "스트레스=부종"이라는 공식을 잘 설명하고 있는 것입니다. 부종은 정신적으로, 육체적으로 강한 스트레스 상황에서 발생하기 쉽습니다.

화가 나거나, 억울하거나, 참을 수 없는 감정 상태를 겪었다면 다음 날 거울 속에서 어김없이 퉁퉁 부은 자신의 얼굴을 만나게 됩니다. 이를 림프학적으로 설명해 보겠습니다.

사지 말단의 노폐물과 독소가 림프로 운반되기 위해서는 모세림프망이 제대로 작동해야 됩니다. 앞서도 설명했지만 모세림프관은 한쪽이 막혀 있고 비늘처럼 생겼습니다. 뻥 뚫려서 콸콸 쏟아져 들어갈 수 있는 하수도관은 아니란 얘깁니다. 모세림프관 주변에 노폐물들이 모이면 자연스럽게 압력이 높아지고, 그 힘에 의해 막혀 있던 관의 섬유들이 들어올려지면서 하수관의 문이 열리게 되는 것이지요. 그런데 누가 이런 일을 할까요?

바로 우리의 "자율신경"입니다.

스트레스가 림프에 미치는 영향

신경이 예민하고 화가 끓어오르는 상태의 우리 몸을 상상해볼까요?

근육이 단단하게 뭉치고, 눈에 핏발이 섭니다. 수축 contraction 이나 응집 상태는 교감신경이 완전히 항진된 상태입니다.

한마디로 온몸이 긴장해서 수축한 상태입니다. 이런 상태에서 모세림프망의 문이 열릴 리 없습니다. 림프는 부교감신경에 의해 움직입니다. 조용하고 편안한 상태일 때 특히 밤에 잠들었을 때, 생체 시계가 잘 돌아가는 상태에서 림프가 일을 합니다. 림프로 들어가지 못한 단백질과 노폐물이 체액에 남아 떠돌게 되면 곧바로 심각한 문제가 발생합니다. 온몸의 세포들이 산성화되고 산화된 체액을 거부하는 것입니다.

세포도 세포 차원에서 생존 본능을 갖고 있습니다. 먹으면 위험하다고 판단해서 체액을 삼키지 않고 내뱉는 것입니다. 세포 내부는 항상 수분을 머금고 통통해야 하는데, 세포는 마르고 세포 바깥은 수분이 넘치는 상황이 벌어집니다. 이것이 세포 레벨에서의 삼투압이며 부종의 실체입니다.

신체적인 고통 역시 강력한 스트레스입니다.

인체는 만성적인 통증, 심한 운동도 스트레스 상태로 해석합니다. 그뿐만이 아닙니다. 각종 수술 후의 근막 유착, 해부학적으로 자세가 틀어진 것, 임신 기간에 내부 장기와 하지가 눌리는 상황, 옆으로 누워 자는 습관, 오래 서 있거나 오래 앉아 있는 업무 등이 모두 림프의 흐름을 방해합니다.

부종을 절대 "조금 부은 것"이라고 생각해서는 안 됩니다. 면역계에 이상이 있다는 신호니까요. 그리고 의학에서는 사실 모든 질병의 첫 번째 증상을 부종으로 보기도 합니다. 림프액이 잘 흐르고, 림프절에서 식균작용이 활발하게 일어나는 것이 건강의 기본입니다. 하지만 면역력을 즉각적으로 높여 주거나 림프 순환을 개선하는 약은 없습니다.

스스로 스트레스 상황을 만들지 않고 내 몸을 사랑하는 방법을 터득해야 합니다. 운동이든, 취미생활이든, 명상이든, 테라피든 무엇이든 좋습니다. 본인의 노력에 덧붙여 표층 림프의 흡수를 도와주는 전문 테크닉MLD, 기계적 음압프레소테라피, 심부 림프의 흡수를 돕는 다양한 도수 기법들을 활용하면 도움을 받을 수 있습니다.

먹는 음식도 마찬가지입니다.

누구에게나 좋은 음식, 효과 좋은 영양제는 존재하지 않습니다. 먹은 후에 즐겁지 않은 음식은 먹지 말아야 합니다. 필자의 경우 1년에 한두 번 짜장면을 먹습니다. 입에 당겨서 먹지만, 먹고 나면 다음날 퉁퉁 붓는 고통을 감수해야 합니다. 짜게 먹은 것도 아닌데 부종이 온다는 것은 세포가 싫어하는 성분이 들어갔다는 뜻입니다. 주로 화학조미료일 것이라 추정합니다.

또 이런 화학조미료가 들어간 음식을 먹은 뒤, 계속 목이 마르는 증상 역시 세포가 물을 내뱉어 건조해졌다는 방증입니다.

세포들은 합성 첨가물 같은 생소한 것들을 싫어합니다. 온몸의 세포들이 먹지 않겠다고 물을 뱉어내니 당연히 붓게 되는 것이지요. 마치 오늘이 마지막인 것처럼 먹고 싶은 것은 다 먹는 젊은이들의 경우, 잦은 부종에 시달리게 됩니다.

그런데 부종은 결코 부종에서 끝나지 않습니다.

세포를 산화시켜 노화를 촉진시키는 것입니다.

3
세포는 자살할 수 있어야 한다

우리 몸의 세포는 자신의 수명이 다 되었다고 판단하면 자살apoptosis 을 감행합니다.

세포가 원할 때 자살할 수 있어야 면역체계가 건강하게 유지됩니다. 먼저 많은 여성들이 고민하고 있는 "색소 침착"으로 이야기를 시작해 보겠습니다.

색소 침착의 주범인 "멜라닌" 색소는 우리가 흔히 알고 있는 오징어

먹물과 똑같습니다. 오징어는 위험에 처하면 자신을 보호하기 위해 먹물을 쏘는데, 먹물의 성분이 멜라닌입니다. 사람에게도 멜라닌은 비슷하게 사용됩니다. 근육이든, 장기든, 림프든 몸 어딘가에 색소가 침착되었다면 일종의 면역반응이 일어난 흔적이라 생각하면 됩니다. 고맙게도 몸의 주인에게 신호를 해주는 것입니다.

왜 임신하면 기미가 생길까?

남성에 비해 여성들은 생리학적으로 극심한 호르몬 변화를 겪지요.

생리 기간과 임신 기간이 그렇고 폐경기가 그렇습니다. 그럼에도 불구하고 여성들 자신은 호르몬 변화의 주기를 잘 모르고 있습니다.

보통 생리가 시작되기 3~5일 전부터 다소 공격적인 프로게스테론이 급증합니다. 그 후 생리 2일차 정도엔 에스트로겐이 증가하고 프로게스테론이 감소합니다. 생리 양도 많을뿐더러, 몸이 무겁고 힘든 시기입니다. 호르몬 체계가 혼란스러우니 당연한 일입니다. 생리가 끝날 때까지는 계속 에스트로겐이 강세를 보입니다.

생리가 시작된 후, 2~3일간이 색소 침착이 되기 쉬운 기간입니다. 이때는 지나친 운동, 지나친 피부관리, 지나친 필링을 모두 피해야 합니다.

임신부도 2~3개월 때가 가장 극심한 호르몬 변화를 겪습니다. 유산의 위험이 가장 클 때이기도 하지요. 임신 중엔 멜라닌 자극 호르몬MSH이 평상시보다 100배 이상 분비되는데, 이는 태아를 지키기 위한 방편입니다. 하지만 임신부의 피부 입장에서 보면 가장 가혹한 기간이기도 합니다.

임신 중에 심인성 스트레스를 받거나, 야외활동으로 자외선을 많이 쪼이게 되면 어김없이 기미가 생깁니다. 멜라닌이 폭증한 임신 중에 생긴 기미는 피부에 큰 흔적을 남기고 쉽게 사라지지 않습니다. 기미는 표피의 어느 층에 생겼느냐가 중요합니다. 표피에서 기저로 내려갈수록 기미를 없애기가 쉽지 않고 시간이 걸리며, 멜라닌의 양이 아주 많은 경우이기 때문에 더 오래갑니다.

자외선과 자살에 실패한 세포

이번엔 강한 자외선에 노출되었을 때 세포의 반응을 살펴보겠습니다.

단백질이 열에 약하다는 것은 다 아시죠? 고기를 태울 때 발암물질이 생기는 것도 알고 계시죠? 피부의 가장 바깥 면은 각질층인데, 주성분은 케라틴이며 열에 아주 취약합니다. 각질층 아래에 과립층이 있고, 그 아래 살아 있는 세포들이 있습니다. 뜨거운 자외선에 노출되면 피부의 각질 형성 세포들은 열을 받아서 붉어지고 수분을 잃어 쭈글쭈글해집니다.

그런데 수분을 잃은 세포에 다시 수분을 공급해주면 원상복구가 될까요?

김치를 담그기 위해 배추를 소금에 절여본 분은 아시겠지만, 절인 배추가 남았다고 다시 물에 담그면 원래대로 생배추가 될까요? 아무리 맹물에 오래 담가 놓아도 배추는 절대 싱싱해지지 않습니다.

이렇게 수분을 잃은 세포는 결국 자살을 해야 하는데, 그것도 시한이 있습니다.

약 72시간 안에 자살을 해야 하는 것입니다. 그 시한을 넘기면 세포는 죽지 못하고 염증성을 띈 세포로 남게 됩니다. 만약 피부 세포가 자살에 실패하고 지속적으로 염증이 남게 되면 어떻게 될까요? 무서운 암세포로 변형되고 맙니다. 이것이 피부암의 일종인 "흑색종"입니다.

진피결합조직 안에서는 활발하게 식균 작용이 일어나고, 항체가 만들어집니다. 림프가 일을 잘해서 균의 사체나 독소들이 깔끔하게 처리되면 인체는 최상의 상태를 유지합니다. 하지만 면역체계가 제대로 작동하지 못해 세포들이 생존 기간을 다 채우지 못하고 죽게 되거나, 상태가 안 좋아진 세포가 자살을 하지 못하면, 돌연변이가 일어나 암세포로 변형될 수도 있습니다.

    건강한 사람에게도 매일 암세포가 만들어진다고 합니다. 다만 NK세포 같은 자연 식세포들이 사멸시키기 때문에 암으로 발전되지 않는 것입니다. 건강의 첫 번째 조건은 면역력입니다. 이제 항산화 식품이나 항산화제를 먹어야 할 이유가 이해되시죠? NK세포 등 면역체계에 꼭 필요한 성분이기 때문입니다.

Chapter 04

림프가
체형을 결정한다

Miracle of Lymph

1
체형이
알려주는 진실

CCTV에 찍힌 사람의 신원을 밝히기 위해 영상이 공개되었다고 해 볼까요?

만약 그를 아는 사람이라면, 얼굴이 전혀 보이지 않더라도 그 사람임을 직감합니다. 왜일까요? 체형이나 몸짓, 걸음걸이 등은 한 사람의 고유한 특성이기 때문입니다. 체형을 보면 건강 상태, 심리, 성격까지 짐작할 수 있습니다.

그런데 림프 얘기를 하다가 왜 뜬금없이 체형을 말하는지 궁금해 하실 수 있습니다. 림프의 흐름이 다양한 체형을 만드는 데 일조하기 때문입니다. 림프의 흐름이 나빠지면 나타나는 공통적인 체형 특성 역시 존재합니다.

최근 여러 매체에서 림프를 다루다 보니, 림프가 제대로 작동하지 못하면 노폐물 배출이 어렵고 면역체계에 문제가 생긴다는 것 정도는 알고 있는 분들이 많습니다. 그런데 림프가 체형까지 바꾼다는 것은 상상도 못 합니다. 이번 장에서는 림프와 체형의 관계에 대해 알아보겠습니다.

체형을 어떻게 분류할 것인가는 오래전부터 인류의 관심사였습니다. 우리에게 가장 익숙한 것은 한의학의 사상체질이지만, 그 외에도 많은 분류법들이 있습니다. 체형의 분석을 통해 보다 건강한 삶을 유지하고자 하는 바램에서 시작된 것이겠지요. 그런데 체형은 부모에게 물려받은 것이기 때문에 어쩔 수 없다는 의견도 있습니다. 물론 선천적 요인을 무시할 수는 없습니다. 하지만 본인의 노력에 의해 개선할 수 있는 여지는 충분히 있습니다. 운동, 음식, 생활 습관의 변화가 그 열쇠입니다.

2
호르몬으로 보는 3가지 체형

쌍긴(Sanguine) : 정맥 순환 저하형

"저주받은 하체"란 말이 있지요?

한국인, 특히 한국 여성에게 가장 흔한 체형으로, 동맥 순환엔 문제가 없는데 정맥의 흐름이 좋지 않아 하체가 튼실하고 상체는 마른 사람이 여기에 해당됩니다. 정맥 순환이 저하되다 보니, 전반적으로 독소 배출이 안 되어 조금만 먹어도 살이 찌는 듯이 보이지만, 실제로는 살이 아니라 독소가 축적된 것입니다. 지노이드 Gynoid, 하체 체형이라고도 불립니다.

정맥류를 가지고 있는 사람들이 많고, 대부분 날씬하지만 임신 출산을 겪으며 다리가 굵어지는 사례가 많습니다. 왕년엔 "새 다리"였는데, 애 낳고 "무 다리"가 됐다고 주장하는 분들의 이야기가 마냥 거짓말만은 아닙니다.

하체 부종형 : 림프 순환 저하형

하체에만 부종이 오는 경우입니다. 서양인에 비해 다리가 길지 않은 한국인은 무릎 아래쪽부터 발목까지가 부어 있는 경우가 많습니다. 특히 높은 구두를 신는 여성들에게 더 심각하게 나타나게 되지요. 이런 경우는 대부분 상체의 근막이 긴장되어 있기 쉬우므로, 근막을 이완시켜주는 관리를 하는 것이 좋습니다.

압력이 강한 마사지는 멍이 들기 때문에, 주요 림프절 주변의 동맥 펌프 등을 병행하면서 정체된 림프액이 빠질 수 있도록 해주는 것입니다. 그런데 쌍긴과 하체 부종형은 어떻게 구분할 수 있을까요? 쌍긴이 주로 허벅지만 굵다면, 하체 부종형은 허벅지는 물론 발과 발목까지도 부어 있는 경우가 많습니다.

만약 유독 종아리만 붓는다면 조금 다른 시각으로 바라봐야 합니다. 다리가 O자 형태로 휘었거나, 요족골에 문제가 있거나, 발이 틀어지고 족저근막에 변형이 온 경우가 여기에 해당됩니다.

하체 부종형에게는 여러 가지 종류의 하체 스트레칭이 아주 효과적입니다.

안드로이드(Android) : 남성형

하체보다 상체가 발달한 체형을 말합니다.

하체가 튼실한 "지노이드"와는 정반대로, 보통 단단하고 다부진 근육질 체형이 여기에 해당됩니다. 이런 분들은 태어날 때부터 근육양이 많고, 식탐이 있으며 꾸준하지 못하기 때문에 체형을 변화시키는 것이 어렵습니다. 지노이드에 비해 관리를 한다고 해도 효과가 나타나지 않습니다.

빈약한 하체를 단련하기 위해 헬스클럽에 다니는 분들이 많은데 꾸준히 운동을 하는 것이 중요합니다. 안드로이드 체형은 복부비만이 오기 쉬우므로 더 철저히 관리하고 신경을 써야 합니다.

하지만 근육이 아니라 림프 때문에 상체가 커졌다면, 얘기가 달라집니다.

이런 사람들은 어깨가 굽어 있고 라운드 숄더 팔 안쪽이 부어 있습니다. 겨드랑이 액와 부분의 림프 순환이 안 돼서 그렇습니다. 팔과 가슴 부위가 차다는 것도 특징입니다. 이런 경우엔 적절한 스트레칭이 필수입니다.

일단 어깨를 펴고 목을 늘려주는 것이 좋습니다. 팔을 스트레칭해주면 림프의 순환이 촉진됩니다. 또한 평상시 호흡을 길게 하는 습관을 들여야 합니다. 호흡이 얕고 짧으면 상체가 제대로 순환하지 못합니다.

3
히포크라테스의
4가지 체형

일찍이 히포크라테스는 사람의 체형을 4가지로 분류했습니다.

위대한 의학의 아버지는 도대체 어떤 기준으로 체형을 분류했을까요? 제가 볼때는 바로 "순환"입니다. 이제마 선생의 사상의학 역시 체질을 4가지로 분류했는데, 사상체질은 "장기"의 에너지를 기준으로 한 것이라는 점에서 차이가 있습니다.

조선시대만 해도 한국 남성의 평균 키가 160cm를 조금 넘었고, 여성은 150cm에도 미치지 못했습니다. 상대적으로 키가 작으니 순환의 문제는 덜했을 것입니다. 서양인들의 경우엔 림프액이 중력의 법칙을 거스르며 긴 다리를 거쳐 순환해야 하니, 아무래도 순환에 문제가 생겼을 거라 짐작이 됩니다.

지금부터 히포크라테스가 순환이란 관점에서 분류한 4가지 체형_{모폴로지, 형태학}을 하나하나 살펴보겠습니다.

림파틱 : 전신 부종형

림프의 흐름이 느려서 전신적으로 부종이 있는 체형입니다.

독소와 단백질을 운반하는 림프에 문제가 생기면 체액이 산화하거나 면역체계가 약해집니다. 이런 사람들은 둥글둥글한 체형에 피부는 탄력이 없고, 대체로 느릿한 성격인 경우가 많습니다. 성격은 체형이나 순환의 문제와 밀접하게 관련되어 있습니다.

림프의 흐름이 안 좋은 경우, 기초대사량이 떨어지고 체온이 낮아집니다. 당연히 성품도 느리고 우유부단해질 수밖에 없겠지요.

만약 림파틱 체형이면서, 위가 차갑고 비장이 좋지

• 림파틱 •

않아 면역력이 떨어지는 보통 소음인이 그렇습니다 경우라면, 주변 사람들에게 "답답하다"는 소리를 자주 들을 것입니다. 사람의 성격이란 하늘에서 뚝 떨어진 것이 아닙니다. 몸속 장기의 기운이나 흐름에 영향을 받고 있는 것이지요.

이런 체형은 과도한 운동이나 과식 후에 부종이 더 심해집니다. 적당히 스트레칭 위주로 운동하는 것이 좋습니다. 또한 림프 흐름이 안 좋아 피부에 영양 성분이 가지 못하므로 두부살처럼 흐물흐물해질 수 있으니 피부관리도 철저히 해야 합니다.

만약 림파틱 체형인데 한쪽 팔이나 다리가 붓는다면 전문 테라피를 받는 것이 좋습니다. 그대로 방치하다 보면 더 심해지기 때문입니다. 또한 복부와 손과 발은 따뜻하게, 그 외에는 조금 차갑게 하는 것이 림프 순환에 도움이 됩니다.

빌리오스 : 담즙기관 지배형

"빌리오스"란 "담즙이 많은"이란 의미의 라틴어 어원을 갖고 있습니다.

담즙이 적당히 분비되면 지방을 분해하는 "리파아제"를 도와주어 살이 찌지 않게 하지만 과하게 분비될 경우 근육을 수축킵니다. 근육질이

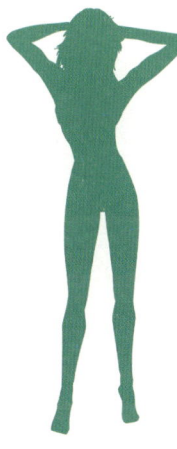

• 빌리오스 •

고 단단해 보이지만 여기저기 통증이 있고, 근육의 수축으로 인해 신경질적이거나 다혈질인 경우가 많습니다. 또 지방 분해에 문제가 있으므로 피지 분비가 과다해 여드름이 발생하기도 합니다.

이런 체형은 근육을 단련하기보다는 유연성을 기르는 스트레칭 등으로 근육을 부드럽게 이완시켜주는 것이 좋습니다. 원래는 서양인에게 흔한 체형인데, 요즘은 식생활과 라이프스타일의 변화로 동양인에게도 자주 나타납니다. 호흡을 길게 하고, 마음을 느긋하고 편안하게 갖는 것이 도움이 됩니다.

쌍긴(Sanguine) : 혈액순환 지배형

"쌍긴"의 라틴어 어원은 "혈액의"란 의미입니다.

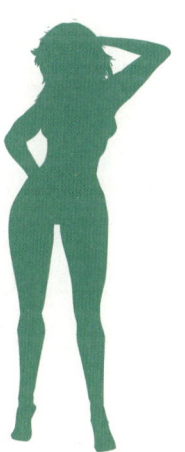

앞서 호르몬의 분류에도 나오는 이 체형은 대체로 순환에 문제가 있습니다. 보통 어릴 때는 괜찮다가, 나이가 들면서 다리가 굵어지고 동맥보다는 정맥 순환에 문제가 생깁니다. 쌍긴 체형은 다리에 단단하고 오랜 부종을 가지고 있거나 정맥류가 생기기 쉽습니다.

여성의 경우, 지극히 여성스러운 체형을 가지고 있는

• 쌍긴 •

경우가 많습니다. 하지만 승마 부위가 두툼하고, 종아리는 날씬한데 허벅지가 뚱뚱한 경우가 많습니다. 특이하게도 허벅지에 정맥류가 생기기도 하는데, 다리가 길고 허벅지가 튼튼한 체형에게 주로 나타납니다.

쌍권 체형은 수족냉증에 잘 걸리고, 복부가 차서 변비 등에도 취약합니다. 하지만 테라피를 시행하면 매우 만족스러운 결과가 나오는데, 그 이유는 모든 마사지 테라피가 정맥의 순환을 돕기 때문입니다.

림파틱 체형과 마찬가지로 복부와 손발은 따뜻하게 하면서, 다른 부위는 차갑게 하는 것이 전체적인 순환을 좋게 합니다. 다리 부위가 차가운 것이 혈관의 수축과 이완에 도움이 되기 때문입니다. 이런 체형의 여성이라면 우선적으로 하이힐에서 내려와야만 합니다.

너버스(Nervous) : 신경계 지배형

너버스 체형은 평생 다이어트에 시달리는 현대인들에게는 로망일지도 모르겠습니다. 신경계가 과하게 발달해 기초대사량이 높거나, 아드레날린의 분비가 과다해 살이 찌지 않는 체형을 말하니까요.

아드레날린은 지방을 분해하는 호르몬으로 위장을 수축시키기 때문에 소화력이 떨어집니다. 음식을 많이 먹을

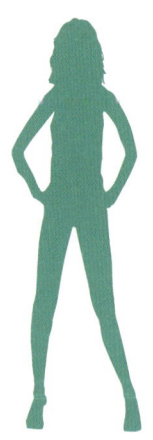

· 너버스 ·

수 없고 소화흡수도 제대로 되지 않습니다. 위장, 십이지장, 췌장 등 소화기 계통의 장기들은 서로 연관성을 가지고 있습니다.

비위가 약한 사람은 보통 음식에 대한 취향이 까다롭습니다. 그리고 이런 까다로움과 예민함은 매사에 적용됩니다. 주변에 유난히 까탈스러운 사람이 있다면 너버스 체형일 가능성이 매우 높습니다.

성격이 예민한 것은 대체로 신경의 문제입니다. 예민하니 소화를 못 시키고, 소화가 잘 안 되니 더 예민해지는 것입니다. 전반적으로 릴랙스가 필요한 체형입니다. 이들은 통증에도 아주 민감하다는 특징이 있습니다.

4
동양의학이 알려주는 체질과 체형

앞서도 얘기했듯 사상체질은 "장기"의 에너지를 기준으로 합니다.
체형과 체질은 분명히 다른 개념이지만, 형태학으로 본다면 그리 다를 것도 없습니다. 다만 체질은 조금 더 나아가 음식을 많이 다룹니다. 그런데 예로부터 동양의학에서는 "컬러"를 중요하게 생각합니다. 각 장기에 해당하는 컬러가 있다고 생각하고, 거기에 맞춰 에너지 흐름을 좋게 만들어주고자 한 것입니다. 기본적으로 우리 조상들은 우주만물을 음양오행으로 해석하고, 오행에 해당하는 컬러, 즉 오방색을 중요시했으니 충분히 이해가 되는 대목입니다.

　인도의 차크라 개념도 컬러를 아주 중요시 합니다. 인체에는 에너지의 통로인 차크라가 존재하고, 각 차크라는 컬러로 대표된다는 것입니다. 컬러에 대한 이야기는 따로 더 자세하게 하겠습니다. 그러면 우리에게 아주 친숙한 사상체질에 대해 알아보겠습니다.

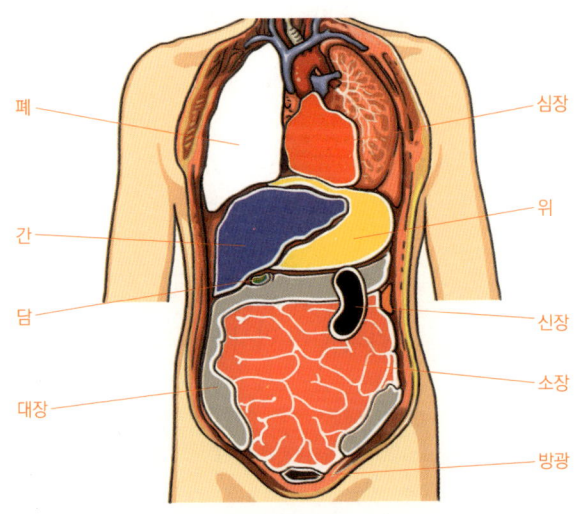

• 동양의학에서 보는 장기와 컬러 •

건장한 근육질 태양인

　태양인 체질은 "간허폐대간의 에너지가 약하고 폐가 강함"로 요약됩니다.

　그런데 간이 허하다는 것은 어떤 뜻일까요? 간의 에너지가 약해 제 기능을 제대로 수행할 수 없다는 뜻일 것입니다. 간은 인체의 "비상군"이라 할 수 있습니다. 다른 부위의 대사에 문제가 생기면 간이 대신 일하고, 지방 대사에도 아주 큰 역할을 합니다. 그러니 간이 허하면 쉽게 피곤하고 근육이 단단해지기도 합니다.

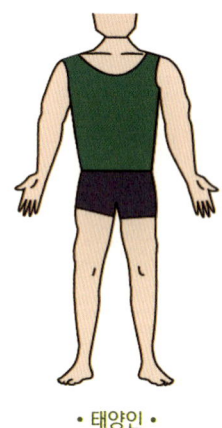

• 태양인 •

태양인은 간이 약한 대신 폐가 강합니다. 체형은 건장한 근육질이지만, 하체보다 상체가 큰 경우가 많으며 행동이 재빠릅니다. 히포크라테스 체형 분류 중 "빌리오스"와 가장 비슷하지요. 태양인을 강하게 만드는 컬러는 간의 컬러인 녹색혹은 진파랑입니다. 그렇다면 차크라와는 어떤 관계가 있을까요? 가슴 차크라의 컬러 역시 녹색입니다.

비만의 위험이 있는 태음인

태음인은 "폐허간대폐의 에너지가 약하고 간이 강함" 체질입니다.

타고난 건강 체질인 경우가 많습니다. 상체도 크고 하체에도 근육이 많은 체형이지만, 운동을 하지 않으면 뚱뚱해질 확률이 높습니다. 조금만 방심하면 살이 찐다고 호소하는 사람들이 여기에 해당됩니다. 호흡이 짧고 고혈압의 위험이 있으며, 림프 흐름에 문제가 생겨 "림파틱" 체형으로 바뀔 가능성도 있습니다. 특히 하체의 순환이 느리고 흡수보다 배출이 적은 편입니다.

태음인은 폐활량을 늘리는 유산소 운동, 특히 야외 운동이 좋습니다. 등산, 골프, 배드민턴 등이 여기에 해당되겠죠. 태음인은 다리에 모태 근육이 있어 다리 근육을 펌핑하는 강한 운동은 날씬한 다리를 위해서는 금물이며, 유연성을 기르는 것이 관건입니다. 가끔 태음인인데 PT에 매진하며 근육을 강화하는 분들이 있는데, 아무리 운동을 해도 아름다운 다리는 만들어지기 어렵습니다.

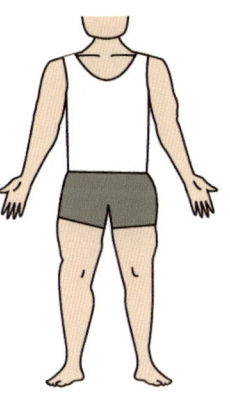
• 태음인 •

태음인을 강하게 만드는 컬러는 폐의 컬러인 흰색입니다. 은회색, 연노랑과 오팔 색도 좋습니다.

상체가 발달한 소양인

소양인은 "신허신장이 약함" 체질로, 에너지가 상체로 몰려 하체가 부실합니다.

신장이 약해 노폐물을 정화하는 기능이 떨어지고, 신장이 위치한 허리가 부실해 지구력이 좋지 않습니다. 소화력은 좋지만 정화가 되지 않으니 부종이 자주 생기고, 특히 얼굴과 손이 잘 붓기 때문에 오전에는 일어나기도 힘들다고 합니다. 얼굴은 작더라도 갸름하지는 않습니다.

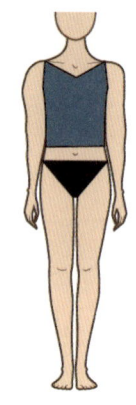

• 소양인 •

젊었을 때는 다리가 가늘고 늘씬한 몸매이지만, 나이가 들수록 하체가 빈약해지므로 꾸준한 운동을 통해 체형을 유지해야 합니다. 하지만 다리가 약하고 근육이 발달하지 않아 강도 높은 운동은 지속하기가 어렵습니다. 체력에 맞는 근력 운동이 정답입니다.

소양인은 신장의 컬러인 검정색이 보완을 해주는 체질입니다. 신장의 색이 검정이니 보호 차원에서 검정색 속옷소츠을 입는 것을 추천합니다. 겉옷은 인디고 블루 컬러가 소양인과 잘 맞습니다.

상체가 빈약한 소음인

소음인은 비위가 약합니다. 비장과 위장을 약하게 타고난 것입니다.

위장의 에너지가 약한 소음인은 위의 움직임이 느리고 차가워 소화력이 떨어지므로, 이른바 소식을 해야 합니다. 비장은 면역세포를 만들어 몸의 면역을 관장하는 장기입니다. 소음인은 선천적으로 몸이 약하고 림프절에서의 면역 기능이 떨어질 가능성이 높은 것입니다.

체형은 전반적으로 상체가 약하고 하체가 지방이나 부종, 셀룰라이트 등으로 굵어지는 특성을 갖고 있습니다.

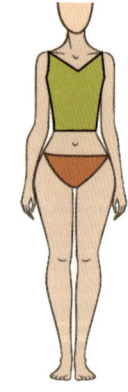

• 소음인 •

여성의 경우, 여성 호르몬이 많이 분비되어 여성적인 체형을 가졌지만 남모를 고민이 많습니다. 성격은 신중하고 조금 느려서, 답답하다는 느낌을 줄 수도 있습니다.

소음인은 부종에 시달리기도 하지만, 상체가 붓는 경우는 드뭅니다. 대부분 갸름한 얼굴형을 가지고 있는 이유가 그것입니다. 잘 때 다리의 위치를 높여주면 림프 흐름이 좋아지므로 도움을 받을 수 있고, 독소 배출을 위해 스트레칭을 자주 해주는 것이 좋습니다.

히포크라테스의 체형 분류로는 "너버스[소음인1]"나 "쌍긴[소음인2]"에 가깝습니다. 소음인에게 맞는 컬러는 위장의 컬러인 노랑, 비장의 컬러인 주황입니다.

5 컬러로 체형을 바꿀수 있다

이제 신비한 에너지의 세계인 컬러에 대해 알아볼 차례입니다.

컬러에 대해 연구하고 자신의 일에 컬러를 활용하는 전문가들이 아니더라도, 모든 사람들이 자신도 모르게 생활 속에서 컬러의 에너지를 받아들이고 삽니다.

아름다운 컬러를 보고, 몸에 걸치면 기분이 좋아집니다. 기분이 좋다는 것은 이미 세포에 좋은 영향을 준 것이고, 그것이 바로 힐링입니다.

정신의 힐링은 이렇게 먼저 몸의 힐링을 통해 이루어지는 것입니다.

사람을 포함해 모든 자연의 물질은 태양 빛으로부터 자기에게 필요한 색을 받아들여 자신을 완성합니다. 인체는 발광하는 세포들로 이루어져 있습니다. 인체를 구성하는 약 100조 개의 세포들이 제각각 빛을 받아 투과하거나 흡수하는 필터의 역할을 하는 것입니다.

세포의 색 필터염색체에 의해 빨간색 조명은 빨간색을 투사하고 파란색 조명은 파란색을 투사하는 것이지요. 각각의 컬러는 고유한 파장의 에너지를 가지고 있어, 생명체에 영향을 주게 됩니다. 즉 컬러는 물리학입니다.

대학원 수업 시간에, 학생들에게 컬러의 파장과 에너지에 대해 강의하고 토마토 실험을 과제로 내주었습니다. 덜 익은 토마토 2개를 준비해 하나는 붉은색 봉지에, 다른 하나는 검정색 봉지에 싸서 2~3일을 두었더니 놀라운 결과가 나타났습니다. 붉은색 봉지의 토마토는 통통하게 완숙이 되었는데, 검정색 봉지의 토마토는 시들시들해졌던 것입니다.

이후에 자세한 설명이 나오겠지만, 차크라로 풀어봐도 그렇습니다. 차크라에서 검정색은 죽음의 컬러입니다. 어떤 빛 에너지도 흡수하지 않기에 건조해지고 시드는 것이지요.

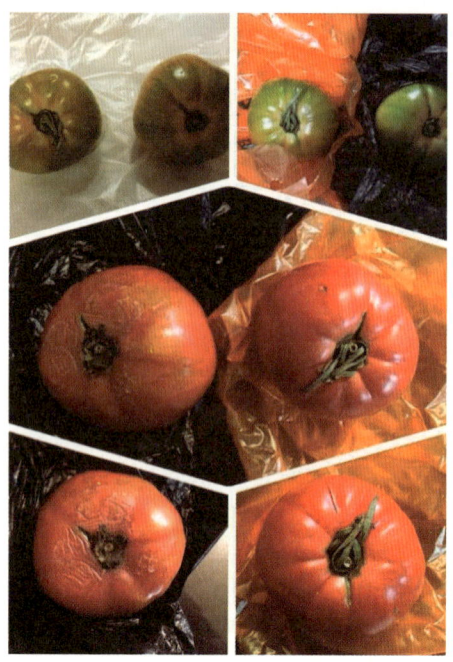

• 컬러와 토마토 실험 •

　인체는 피부라는 포장지에 싸여 있어 확인할 수 없을 뿐이지, 세포 레벨에서부터 빛을 발하고 있습니다. 그 빛을 강화할 수 있는 방법은 무궁무진합니다. 자신에게 맞는 화장품과 옷, 장신구의 컬러를 선택하는 것부터 빛을 이용한 치료까지, 컬러를 잘 활용하면 우리의 건강과 아름다움을 지킬 수 있습니다.

인체의 에너지장, 오라

조금 주제에서 벗어난 이야기라 생각할 수 있지만, 인체의 에너지장인 오라 Aura도 컬러를 갖고 있다고 합니다. "오라 판독기"는 개인의 에너지장이 어떤 컬러인지를 보여줍니다. 사람마다 각각 다른 컬러를 갖고 있는 것을 보면 흥미롭습니다.

대략적으로 붉은 계통의 오라는 화가 나거나 흥분된 상태, 푸른 계통의 오라는 평온하고 안정된 상태를 나타낸다고 합니다. 같은 사람이라도 화가 난 상태에서는 붉은 컬러가 증폭하고, 마음이 가라앉으면 다시 푸른색으로 돌아간다니 신기할 따름입니다.

조금 더 어려운 이야기를 해보겠습니다.

최근 양자의학에서 "바이오포톤 Bio-Photon, 생체광자"이란 것을 발견했습니다.

인체 세포 원자, 중성자, 양성자, 전자를 구성하고 있는 소립자들에서 바이오포톤의 에너지가 발생되고 있으며, 이 에너지가 생물학적 기능의 모든 비밀을 가지고 있다는 것입니다. 우리의 몸은 바이오포톤의 네트워크인 양자 에너지장 Quantum Energy Field에 의해 조절되고 관장되고 있습니다. 그리고 이것이 "오라"의 실체입니다.

한마디로 인체는 거대한 에너지장입니다. 그러니 몸에 생기는 문제를 약과 수술이라는 화학적 수단으로만 해결하려 해서는 안 됩니다. 세포 레벨에까지 에너지가 공명되는 "사운드 테라피"나 "퀀텀"이 치료에 활용되고 있습니다. 관심을 갖고 지속적으로 지켜봐야 할 분야입니다.

★ 에너지를 건강 분야에 활용한 사례

사운드 테라피(Sound Therapy)

말 그대로 음향이나 음악의 "음파"를 이용하여 그 파동과 진동을 활용하는 "소리치료"입니다. 소리가 가진 힐링 효과로 불면증, 스트레스, 우울증, 주의력 결핍 및 행동 장애(ADHD)를 치료할 수 있습니다. 약물을 사용하기 어려운 임산부와 어린이는 물론 신경이 예민한 사람들에게 활용도가 높습니다. 사운드로 뇌파를 알파파로 유도하여 신경치료를 하거나 진동자를 필요한 부위에 대고 음파를 침투시켜 부종이나 근육치료 등을 하기도 합니다.

퀀텀 테라피(Quantum Therapy)

퀀텀의학은 눈으로 볼 수 없는 작은 미립자 즉 양자(원자, 양성자, 중성자)라는 언어로 몸의 상태를 기술하는 학문으로 물리학의 한 부분입니다. 파동의학이라고도 하며 질병을 원자를 이루는 양자 레벨에서의 파동의 이상으로 보고 치유의 정보가 들어있는 파동을 우리 몸에 넣어 비정상적인 파동을 정상화시키는 21세기의 새로운 치료방법입니다. 물론 더 많은 연구와 발전이 요구되는 분야입니다.

6
컬러로 치유하다, 컬러테라피

부산 태종대에 가면 "자살바위"가 있습니다.

우울증을 가진 사람이 짙푸른 색의 바다를 보면 증상이 더 심해질 수도 있다는 가정을 해볼 수 있습니다. 도대체 우리의 감정이란 뭘까요? 그 역시 세포의 상태 아닐까요? 모든 세포는 빛을 받아들이고 있으니, 이 빛을 조절하면 세포의 상태를 바꿀 수 있다는 두 번째 가정을 할 수 있습니다. 컬러테라피에 따르면, 우울한 기분을 치유하는 컬러는 붉은색이고 흥분된 감정을 진정시키는 컬러는 푸른색입니다.

지속적으로 스트레스를 받게 되면, 인체의 면역 시스템이 망가져 각종 궤양이나 질병이 생기게 됩니다. 스트레스가 몸의 생화학적, 호르몬적 변화를 일으켜 자가 치유 능력을 손상시키는 것입니다. 감정 역시 세포의 파장빛에 영향을 미치고, 그것이 반복되면 세포 변이가 일어나게 되겠지요.

심리적 고통이 세포의 파장에 변화를 일으킬 수 있다면, 거꾸로 세포의 파장을 변화시켜 심리적 상태를 전환시키고 세포를 보호할 수도 있을 것입니다. 이것이 컬러를 치유에 이용하는 "컬러테라피"의 기본 개념입니다.

림프가 좋아하는 컬러, 주황과 파랑

우리 눈의 홍채를 통해 들어오는 모든 컬러는 몸에 영향을 미칩니다.

식기나 물 컵의 컬러도 신중하게 선택하는 것이 좋습니다.

또한 재질도 아주 중요합니다. 가능하면 플라스틱 제품을 사용하지 않는 것이 좋습니다. 유리나 도자기, 혹은 주물로 된 식기를 추천해드립니다. 주석 잔에 물을 부으면 엄청나게 물의 에너지가 강해지는 것을 볼 수 있습니다. 저는 토션파를 이용한 펜듈럼으로 에너지를 체크합니다. 같은 물이 담는 그릇에 따라 달라지는 것이지요. 물도 자연이므로, 자연이 아닌 플라스틱보다 자연적인 소재가 편안할 거라 짐작됩니다.

어찌 그릇뿐이겠습니까? 우리가 매일 입는 옷, 속옷, 몸에 걸치는 장신구, 실내의 조명, 생활용품들의 컬러도 다 우리에게 영향을 미치고 있습니다. 이왕이면 나에게 필요한 에너지를 전달해주는 컬러의 제품을 선택하는 것이 좋습니다.

그렇다면 림프가 가장 좋아하는 컬러는 무엇일까요?

디톡스에 좋은 컬러는 "주황"과 "파랑"입니다. 파랑보다는 짙은 파랑이 좋습니다. 만약 온몸으로 에너지를 받아들이고 싶다면 흰색 옷을 입으시면 됩니다. 또 목을 많이 쓰는 직업을 가졌다면 푸른색을 가까이 두는 것이 좋습니다. 우리 몸의 각 부위에 해당하는 컬러는 조금 후에 자세히 설명하겠습니다.

제가 컬러의 힘을 직접 경험했던 수많은 일화 중 하나를 소개하겠습니다.

한동안 발길이 뜸하던 고객이 있었습니다. 오랜만에 방문한 고객은 치매에 걸린 어머니를 요양원에 보내고 슬픔에 잠겨 있었습니다. 전해 들어서 그 사실을 알고는 있었지만, 고객의 표정이 너무 어두워 섣불리 아는 척을 할 수가 없었습니다.

관리를 끝내고 우울한 표정으로 나서던 고객은 평소와 달리 매장 입구에 진열된 "컬러바틀"을 한참 바라보더니 제게 질문했습니다.

"이게 뭔가요?"

"컬러바틀인데, 어떤 컬러가 제일 눈에 들어오시나요?"

"평소엔 좋아하지 않던 색인데, 오늘은 빨간색이 예뻐 보이네요."

"고객님이 조금 우울하신 것 같아요. 제가 선물로 드릴 테니, 핸드백에 넣고 다니다가 우울할 때 꺼내 보세요."

이런 대화가 오간 끝에 그 고객은 갑자기 울음을 터뜨리며 말했습니다.

"나 요즘 우리 엄마 때문에 너무 슬퍼요."

그 고객은 무의식적으로, 자신의 우울한 마음을 붉은색 필터로 치유하고 싶었던 모양입니다. 컬러의 힘은 실로 대단합니다.

우리의 마음은 몸과 긴밀히 연결되어 있습니다.

과학자들은 마음이 세포의 DNA와 연결되어 있다는 가설을 세우고 실험을 진행했습니다. T림프구와 B림프구의 양을 측정한 결과, 마음이 면역세포와 연결되어 있음이 밝혀진 것입니다. 슬프고 고통스러운 마음이 DNA를 망가뜨립니다.

TIP

★ 화장품에서 컬러의 의미

데이 크림(Day cream)

데이크림은 보통 흰색을 띄고 있습니다. "티타니움 디옥사이드" 같은 흰색 가루 성분이 자외선을 난반사 시켜 막아주는 기능을 하기 때문입니다. 하지만 컬러로만 보면 흰색 컬러는 모든 빛을 흡수하므로, 태양이 빛나는 동안에 모든 에너지를 흡수할 수 있다는 이유도 있을 것입니다. 검은 색이 빛과 에너지를 흡수한다고 생각하기 쉽지만, 사실이 아닙니다. 겨울에 오히려 흰색을 입는 것이 빛 에너지 흡수에 더 도움이 됩니다. 검은 색은 빛 에너지를 흡수하지 않으니 표면에만 열이 머물게 됩니다.

나이트 크림(Night cream)

나이트 크림은 모든 빛이 차단된 밤에 사용하는 것이므로 주로 피부의 증상에 맞는 컬러를 사용합니다. 붉은색, 노란색, 혹은 푸른색을 사용하는데 안티에이징을 내세운 크림은 붉은색이나 노란색이 많습니다. 붉은색은 적색 파장이 가장 길기 때문에 피부 속 깊이 흡수되기 쉽습니다. 붉은 피부를 진정시키거나 여드름 피부일 경우엔 푸른색을 주로 쓰는데, 푸른색이 진정효과가 뛰어나기 때문이지요. 라벤더나 카모마일의 아쥴렌처럼 진정 기능이 뛰어난 허브가 푸른색인 것도 우연이 아닙니다.

노란색과 갈색은 위장과 비장의 컬러이며 "드레니지(배농)"와 관련이 있습니다. 주황색도 마찬가지입니다. 피부는 밤에 흡수보다는 배출을 하기 때문에 독소 배출의 개념으로 컬러테라피가 적용된 것입니다. H같은 명품 브랜드에서 주로 사용하는 주황색은 40대 이상의 여성이 선호하는 컬러인데, 아마 몸에 독소가 많이 쌓이는 연령대이기 때문일 거라 추정이 됩니다. 어린아이들이 주황색을 좋아하는 경우는 드문 일이지요.

이렇게 나이에 따라, 몸의 상태에 따라, 감정에 따라 좋아하는 컬러가 바뀌는 것은 아주 자연스러운 현상입니다. 자신의 에너지가 바뀌기 때문입니다.

극심한 고통이 지속되면 결국 면역체계에 이상이 오고 세포가 변이 됩니다. 암과 같은 돌연변이 세포가 만들어지기도 합니다. "스트레스가 만병의 근원"이라는 것은 그냥 하는 소리가 아니라 과학적 사실이었던 것입니다.

그러니 반드시, 반드시 행복해야 합니다.

차크라와 컬러테라피

우리의 몸을 세 부분으로 나눠서 컬러를 대입해보겠습니다.

머리는 파란색, 가슴과 복부는 노란색, 배꼽 아래는 붉은색입니다.

머리는 파란색 파장에서 느껴지듯 차갑게, 하복부는 노란색과 붉은색 파장처럼 따뜻하게 유지해야 하는 것입니다. 만약 하체는 차고 상체가 뜨겁다면 건강상의 문제가 생기게 됩니다. 컬러와 온도는 별개의 개념이 아닙니다.

인체를 컬러로 분류할 때는 "체온"과 "수분"이라는 관점이 적용됩니다. 하복부의 컬러인 붉은색은 수분과 반대되는 개념입니다. 몸의 아래쪽엔 수분이 차 있거나 너무 차가우면 안 된다는 의미로 받아들여야 합니다.

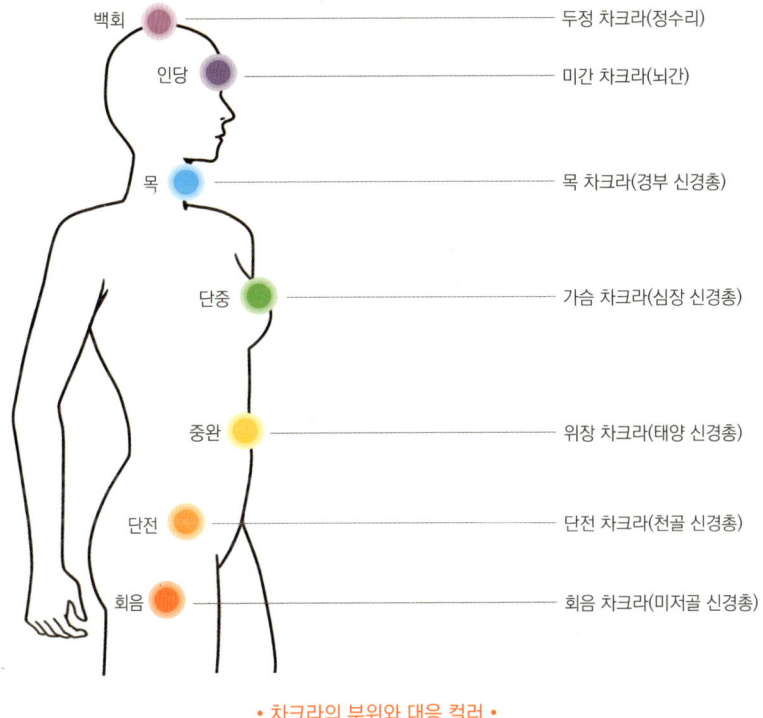

• 차크라의 부위와 대응 컬러 •

자, 이제 앞에서 자주 언급되었던 차크라 얘기를 해보겠습니다.

차크라 의학에 따르면 인체는 무수한 차크라로 연결되어 있습니다. 그것들은 대략 7가지 차크라로 집약되는데, 각 차크라는 대응되는 컬러를 가지고 있습니다.

두정머리 꼭대기은 보라, 이마는 남색, 목은 파랑, 가슴은 초록, 복부는 노랑, 단전은 주황, 회음은 빨강입니다. 두정, 이마, 목을 두경부라 하는데, 모두 푸른 계열입니다. 인체 중에서 수분 함량이 가장 높은 곳이

뇌라고 합니다. 최대 85%에 달한다고 알려져 있습니다. 뇌세포에 수분이 부족하게 되면 심각한 문제가 일어나게 된다는 것을 쉽게 짐작할 수 있습니다.

체형별 컬러테라피

하체부종형

만약 하체부종형이라면 림프 순환 혹은 정맥 순환에 문제가 있고, 장기로는 복부에 문제가 있는 것입니다. 따라서 주황색이나 푸른 계통의 하의를 입으면 좋습니다. 주황색 컵이나 병에 물을 담아 햇볕에 한두 시간 두었다가 마시거나, 주황색이나 붉은색을 띠는 과일을 섭취하는 것도 도움이 됩니다. 또 장에서 분비되는 다양한 호르몬 관리나 유익균을 보호하기 위해 유산균이 풍부한 음식, 식이섬유소가 많이 함유된 채소와 과일을 먹고 규칙적으로 걷고 스트레칭을 하면 장을 튼튼히 할 수 있습니다. 특히 하루 30분의 제대로 걷기_{발뒤꿈치부터 닿게 한 후, 발바닥 전체를 둥글리며 걷는 것}가 큰 도움이 됩니다.

팔뚝이 두껍고 상복부가 나온 체형

여성의 경우, 젊을 때는 하체에 지방이 많다가 폐경기가 되면 반대로 상체가 커집니다. 운동량이 적고 호흡이 좋지 않을 경우, 팔뚝이 두꺼워지고 상복부가 나오는 등 상체의 체형 변화가 심해집니다. 상체가 큰 여성의 경우는 남성과 다르게 액와(겨드랑이)의 림프가 잘 배농되지 않아 그럴 수 있습니다. 상의의 컬러를 선택할 때는 푸른색이나 초록색이 좋습니다.

푸른색이나 초록색 병에 물을 넣어 햇볕에 한두 시간 두었다 마시고, 녹색 채소와 과일을 먹는 것도 도움이 됩니다. 복식호흡과 흉식호흡을 하루 20번 이상 하고, 꾸준히 스트레칭을 하고, 잘 때는 똑바로 누워서 자도록 합니다.

Chapter 05

셀룰라이트와
림프의 관계

Miracle of Lymph

1
미운 살, 셀룰라이트의 정체

프랑스 여성들은 대부분 승마형 체형을 가지고 있습니다.

마치 승마바지를 입은 것처럼 엉덩이와 허벅지 사이에 살이 두툼하게 붙은 체형을 말합니다. 우리나라에서는 승마바지형 즉 승마형 체형이라고 하지만 프랑스에서는 속어로 "Culotte de cheval^{말 궁둥이}"이라고 표현할 정도로 안 좋은 체형으로 알고 있습니다.

석회질이 많은 물을 마시고, 좌식 생활을 하고, 밀가루를 많이 먹는

라이프스타일로 인해 체질적으로 수분 정체가 잘 일어나기 때문이지요. 즉 부종형 셀룰라이트가 많이 생길 수밖에 없는 조건을 가지고 있습니다. 이런 고질적인 셀룰라이트는 프랑스 여성들의 심각한 고민입니다.

저는 오래전부터 프랑스 고객들을 관리하면서, 한국 여성에게는 크게 발견되지 않던 셀룰라이트를 무수히 만나게 되었습니다. 그들의 고민은 정말 셀룰라이트 딱 하나였습니다. 그런데 지금 우리나라에서 이미 이 셀룰라이트가 10대 여학생부터 젊은 60대까지 전 생애에 걸쳐 심각한 문제가 되기 시작했습니다. 이제 셀룰라이트가 뭔지, 그것이 림프와 어떻게 관련되어 있는지 알아볼 차례입니다.

까삐똥에서 오렌지 스킨까지

"셀룰라이트"가 우리나라에서 회자되기 시작한 것은 그리 오래되지 않았습니다. 1983년경 신문에서 흥미로운 기사를 접했던 기억이 납니다. 모 해외 유명 화장품 회사가 셀룰라이트를 없애준다는 제품을 만들었는데, 유럽에서는 품절 사태를 빚고 일본과 우리나라에서는 초기 수입 물량이 동이 났다는 내용이었습니다. 특히 일본 여성들은 가방에 셀룰라이트 크림을 넣고 다니며 수시로 바른다는 내용도 있었습니다. 당시로선 셀룰라이트가 생소한 개념이었고, 인터넷도 없던 시절이라 그저 서양 여성의 오렌지처럼 울퉁불퉁한 피부를 말하는 것이라고만 알고 있었습니다.

당시 대학 1학년이었던 제가 나중에 프랑스 브랜드를 수입하고 서래마을에서 직접 프랑스 여성을 상대로 테라피를 할 것이라고는 상상도 하지 못했지만, 웬일인지 그 기사가 기억에 남았던 것이지요. 당시 프랑스 고객들의 셀룰라이트에 대한 두려움은 대단했습니다.

셀룰라이트Cellulite는 프랑스어 "셀룰리트"에서 유래했습니다. 셀룰리트를 영어식으로 발음하다 보니, 우리나라에서는 셀룰라이트가 된 것입니다.

셀룰라이트라고 명명되기 전, 1900년대 초반부터 셀룰리티스세포 염증라고 알고 있었던 피부의 이상 현상을 1980년대 초반에 셀룰라이트라고 새롭게 명명한 것이지요. 즉 세포의 문제가 아니라는 결론에 도달한 것입니다.

프랑스에서는 피부가 마치 방석 누빈 것과 비슷하다고 해서 까삐똥Capitons이라고도 합니다만, 까삐똥이 꼭 셀룰라이트를 의미하는 것은 아닙니다. 영어권에서는 오렌지 껍질 같다고 "오렌지 스킨"이라고도 부릅니다. 아무튼 우리가 알 수 없는 진피결합조직의 뭉침 현상이 피부 바깥으로 울퉁불퉁 누빈 방석처럼 보이는 것입니다.

그렇다면 여성들이 끔찍이도 싫어하는 셀룰라이트는 왜 생기는 걸까요?

피부 진피결합조직 안으로 들어가 보겠습니다. 단백질과 물은 짝꿍이라는 사실을 기억하실 겁니다. 죽은 세포, 세포가 대사를 하고 남은 물질, 노폐물들은 대부분 단백질입니다. 이런 단백질과 수분이 뭉쳐서 젤리 상태의 노폐물 덩어리가 만들어집니다. 이런 덩어리가 피부를 수직 방향으로 치고 올라와 울퉁불퉁한 오렌지 피부를 만드는 것이지요. 만일 그 밑의 지방세포도 커져 있는 상태라면 더 심각해질 수 있습니다.

인체가 물과 단백질로 구성되어 있는 한, 절대로 분리할 수 없는 골칫거리입니다. 그런데 셀룰라이트가 미용 상의 문제에서 그친다면 그다지 심각하지 않을 수도 있습니다. 하지만 순환을 방해하여 자는 동안 다리에 쥐가 나고 엉덩이 부분이 차가와지는 등, 건강상 문제를 야기한다는 것은 충격적인 사실입니다.

셀룰라이트가 지방이라는 오해

셀룰라이트는 오랫동안 지방이 딱딱해진 것이라 오해 받아 왔습니다. 아직도 그렇게 알고 계시는 분들이 많습니다. 살이 쪄서 그렇다고 오해하는 것이지요. 현재까지는 진피결합조직 안에서의 순환의 문제로 보는 것이 정설입니다. 즉 뭉쳐서 딱딱해지고 경화, 섬유화 비대해진 노폐물 덩어리들과 지방세포가 수직으로 커져서 오렌지 스킨이 된다는 것입니다.

그러나 지방세포가 비대해져서 셀룰라이트가 된다기보다는 지방세포가 커져서 오렌지 스킨처럼 보인다는 것이 정확한 표현입니다. 셀룰라이트가 지방만은 아니기 때문입니다. 깡마른 여성에게도 셀룰라이트가 발견되는 것을 보면 지방이 아닌 것은 확실합니다.

한마디로 셀룰라이트는 지방과 단백질과 물과 노폐물이 뒤엉켜 있는 존재입니다. 그러니 지방처럼 연소시킬 수가 없습니다. 그것이 아무리 운동을 해도 한번 생긴 셀룰라이트는 줄어들거나 없어지지 않는 이유입니다.

셀룰라이트 = 지방 + 당과 단백질 산화물질 + 노폐물 + 수분

셀룰라이트가 체형을 망가뜨리고 수분 정체의 원인이 된다는 사실은 알려졌지만, 현재로서는 근본적인 해결책이 없습니다. 그래서 이를 질병으로 보기보다는 전 생애를 통해 관리해야 할 대상으로 봐야 합니다.

테라피스트들은 전문적인 테라피를 사용해 진피의 젤리 상태를 부드럽게 만들어줍니다. 셀룰라이트 전문 테라피로 잘 알려진 수기요법에는

리포사지Lypossage가 있고, 가장 오래도록 사용되어온 장비는 LPG엔더몰로지입니다. 이 두 가지 방식이 아니더라도 근막을 들어 올리고 말아주는 테라피는 셀룰라이트 완화에 많은 도움이 됩니다. 집에서 스스로도 할 수 있습니다. 피부를 양손으로 들고 김밥 말듯이 말고 가면 됩니다. 허벅지 정도는 스스로 할 수 있겠지요?

TIP

★ **셀룰라이트에 대한 최신 견해**

셀룰라이트와 정맥 부전, 림프 흐름의 저하는 그동안 노폐물로 불리던 체액의 산화물질로서 염증의 원인이 되게 합니다. 체액에서 세포로 흡수되지 못하고 남아도는 당질이 변하여 끈적이고 엉겨 붙는 현상인 '당화'와 림프로 흡수되지 못한 단백질의 산화 부산물인 '프로게린'으로 인한 콜라겐과 엘라스틴의 파괴로 'AGEs(최종 당화산물)'가 형성되고 염증으로 변하여 단계를 거치며 발전하게 되는 것입니다. 그러므로 셀룰라이트는 여성호르몬뿐만 아니라 우리가 매일 섭취하는 고탄수화물이 큰 원인이 되고 있다는 것을 잘 알아야만 합니다. 그래서, 라이프스타일이 중요한 것입니다.

모세혈관과 세동맥이 변화되어 지방세포 사이에 삼출액과 부종 발생
↓
부종에 의해 피부조직의 그물망 구조가 불규칙적으로 과형성(비후)
↓
콜라겐 섬유가 지방세포와 노폐물과 결합해 미세결절 형성
↓
미세결절들이 모여 거대결절 형성(경화)

2
셀룰라이트의 4가지 단계

셀룰라이트는 보통 4가지 단계로 나눕니다. 물론 다르게 보는 시각도 있습니다.

2,000명 이상(훨씬 더 많은 사례를 관리했습니다만 언젠가부터 세지 않게 되었습니다)의 임상 데이터를 가지고 있는 제가 확실하게 말할 수 있는 것은, 모든 사람이 같은 양상을 보이는 것이 아니라는 것입니다. 한 사람에게 1~4단계가 부위에 따라 모두 나타나는 경우도 있고, 1~4단계가 순차적

으로 진행되지도 않는다는 뜻입니다.

셀룰라이트를 진단할 때는 림프부종이 동반되는 것인지 파악하는 것도 아주 중요합니다. 부종이 있는 경우라도 발부터 부어 있는지, 무릎부터 부어 있는지 살펴봐야 합니다. 셀룰라이트가 있는 여성들은 림프부종이 동반될 확률이 높습니다. 다리의 모양이나 부종 상태를 보면 압니다. 림프는 강력한 압력을 가하면 오히려 더 나빠질 수 있습니다. 무조건 세게 잡고 비틀고 누르는 테라피를 시행하는 것은 피해야 합니다. 전문가들이 하는 테라피 영상을 보면 힘을 주는 것처럼 보이지만, 실제로는 그렇지 않습니다.

1단계: 물살형(flabby)

피부를 잡았을 때, 물컹하고 탄력이 없는 상태입니다. 결절은 없지만 진피결합조직의 뭉침 현상이 시작되는 단계입니다. 소음인처럼 근육이 거의 없는 하체에서 많이 발견됩니다.

2단계: 부종형(edema)

피부를 잡았을 때뿐 아니라, 그냥 보기에도 결절이 보이는 단계입니다. 노출된 피부의 상태가 변하기도 합니다. 그래도 2단계까지는 집에서 꾸준히 롤링하고 스트레칭 해주면 많이 좋아질 수 있습니다.

3단계: 단단한 부종(compact)

수분이 있어야 할 자리를 진피결합층이 단단하게 점유해 버린 상태를 말합니다. 칼슘화 되었다고도 하며, 부종의 최종 단계로 볼 수 있습니다. 순환이 거의 되지 않아 다리가 무겁고 오래 활동하기가 어렵습니다. 조금만 부딪쳐도 멍이 잘 듭니다.

4단계: 섬유화(fibrous)

섬유화된 셀룰라이트를 만져보면 몽글몽글 덩어리가 잡히고 딱딱하게 경화된 느낌입니다. 기저물질의 구조가 무너지고 수분이 빠져나가 진피조직 내에 빈자리가 많아지므로 잡아보면 퍽퍽 소리가 나는 경우도 있습니다. 주로 겨드랑이의 림프절 부위와 허벅지 안쪽 림프절 가까운 부위가 심한 편입니다. 이 단계가 지나면 섬유화가 더 진행되면서 아주 딱딱해지는 상태가 됩니다. 해결하기가 어려운 단계입니다.

고질적인 셀룰라이트는 골칫거리입니다. 제 경우엔 다음의 2가지 사례가 그랬습니다. 하나는 대학 입학을 앞둔 고3 여학생이었고, 또 하나는 아주 어린 나이부터 피임약을 복용했다는 40대의 깡마른 프랑스 여성이었습니다. 운동량이 적고 식생활이 서구화된 경우, 어린 나이에도 셀룰라이트의 진행 속도가 아주 빠른 경우가 많습니다.

가끔 3단계와 4단계 순서를 바꾸어 얘기하는 전문가들도 있습니다. 사실 단계들이 혼재되어 있어 옳다 그르다는 판단하기가 어려운 점이 있습니다. 여기서 소개하는 단계는 저의 임상을 기준으로 정리한 것임을 밝힙니다.

# 3
셀룰라이트와 림프형 부종

현장에서 임상을 하다 보면, 셀룰라이트는 단계보다는 체형을 가지고 분류하는 것이 더 정확하다는 생각을 하게 됩니다. 림프형 부종이 있느냐 없느냐는 셀룰라이트를 분류하는 중요한 기준입니다. 대표적인 2가지 체형에 대해 설명하겠습니다.

승마형 체형

: 단단한 허벅지와 둔부가 특징, 종아리에는 부종이 없고 발목이 가늘고 발이 부어 있지 않은 경우

주로 젊은 여성들에게 흔합니다. 피부가 탄력 있는 상태이다 보니, 단계를 가늠하기가 쉽지 않습니다. 지방이 주로 허벅지와 엉덩이에 모여 있는 양상입니다. 승마 부위는 여성 고유의 지방층을 가진 곳으로 알려져 있습니다. 자궁을 따뜻하게 보호하기 위한 배려라 이해됩니다.

선천적으로 여성호르몬의 분비가 왕성한 젊은 여성에게 보이는 지방형 엉덩이와 허벅지라 이해하면 됩니다. 이런 체형은 몸매가 아름답

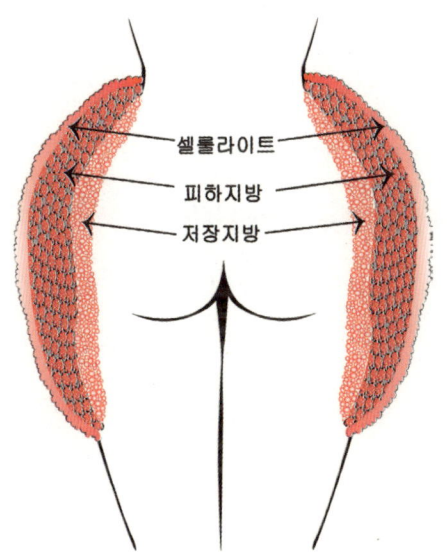

• 여성 승마 부위의 지방층 구성 •

고 여성적입니다. 나이가 들면서 피부가 처지거나 변형될 수 있지만, 일단은 피부가 매끄럽습니다. 하지만 관리를 해도 좋은 결과를 내기는 어렵습니다. 저장 지방의 특성상 여성 호르몬 곡선이 하강하는 나이가 되면 흡수되어 버리지만, 완경기까지 체형이 유지되거나 더 커질 수는 있습니다. 열심히 다이어트하고 관리하면 사이즈는 줄겠지만 몸매 자체를 바꿀 수는 없다는 뜻입니다.

통나무 체형

: 허벅지와 종아리 복부까지 전반적으로 굵은 체형, 탄력 없는 피부가 특징

이런 분들은 림프형 부종과 함께 셀룰라이트가 아주 심하게 보입니다. 발가락 갈라지는 부위, 발등, 발목 등에 부종이 보이면서 누르면 찐득찐득한 느낌이 듭니다. 발 모양이 변형되었거나, 족저근막이 단단하고 자세가 틀어져 있는 경우도 많습니다.

자세가 틀어지면 국소적으로 순환이 되지 않는 것이 당연한 일입니다. 림프형 부종이 동반되지 않은 1번의 경우와 달리, 단순하게 접근해서는 안 되며 제대로 된 전문 테라피가 필요합니다. 만약 허벅지엔 림프 부종이 없으면서, 발과 발목만 부어 있다면 정맥 펌프가 잘 안 되어 그럴 수도 있습니다. 발 모양을 보고, 걷는 모습도 관찰하고, 골반이 틀어졌는지도 살펴서 종합적으로 판단해야 합니다.

신장의 기능이 떨어진 경우에도 손발이 잘 붓기 때문에 몸을 자세히 살펴보는 것이 우선입니다.

또 한 가지 중요한 것이 있습니다. 요즈음 매우 흔하게 시술받는 지방흡입의 경우, 허벅지 지방흡입의 결과는 종아리 부종으로 나타납니다. 더 심한 통나무형 종아리는 많은 경우 허벅지 지방흡입을 하고 시간이 많이 지나서 림프형 부종으로 나타난 것입니다. 조직의 유착으로 모든 흐름이 나빠지면, 유착의 하위부에 림프 주행이 안 되어 붓기 때문에 그렇습니다.

4
셀룰라이트와 체온의 관계

오랫동안 셀룰라이트를 관찰하고 임상에 활용하다 보니 알게 된 것이 있습니다. 셀룰라이트는 심부 순환의 문제라기보다 표층 순환의 문제라는 것입니다. 진피결합조직 각자가 가지고 있는 매트릭스을 말캉한 상태로 유지하면 셀룰라이트를 예방할 수 있는 것입니다.

의료계에서는 셀룰라이트가 여러 가지 질병과 염증이라는 의견을 내놓고 있습니다. 하지만 염증이라면 온도가 높아져야 하는데, 셀룰라이트가 있는 체표면의 온도를 측정하면 국부적으로 매우 차가운 것으로 나타납니다. 저는 체표면의 온도를 측정하는 필름을 사용하여 셀룰라이트 관리에 활용하고 있습니다.

이렇게 우리 몸에 대해 여러 가지 정보를 알려주고 있는 체온에 대해서 자세히 알아볼 필요가 있겠지요?

혈관도 림프관도 근육이다

인체는 체온을 일정하게 유지하려고 노력합니다.

추운 날씨에 밖에 나가면 왜 몸이 떨리는지 생각해보면 아주 쉽지요. 외부 온도가 낮아지면 열 손실이 일어나면서 체온이 내려갑니다. 근육을 떨어서라도 몸에서 열을 만들려는 것입니다. 이와 동시에 혈관 등이 수축과 이완을 반복하면서 체온을 올립니다. 혈관도 근육이니까요. 이것이 바로 살아 있는 인체의 "항상성" 시스템입니다.

몸에서 체온 조절 반사가 일어나는 것은 "25도 이하, 30도 이상"이라고 합니다. 외부 온도가 25도 이하로 내려가면 신경계의 반사작용에 의해 화학적으로 체온 조절을 하게 됩니다. 반대로 기온이 30도 이상이 되면 피부 온도가 올라가면서, 장기 등에서 에너지열이 생산되어 혈액 안으로 들어갑니다. 전신을 순환하면서 증발하거나 호흡, 배뇨, 땀 등을 통해 물리적인 방법으로 체온을 조절하는 것이지요.

체온을 1도 올리면 면역력이 높아진다는 말이 있습니다.

하지만 체온 1도를 올리는 것은 말처럼 쉽지가 않습니다. 바로 항상성 때문에 1도 높아진 체온을 유지할 수가 없습니다. 곧바로 체온을 내리려는 시스템이 가동되기 때문입니다. 고주파, 초음파 등을 이용해 인체의 내부에 열을 전달하는 기기들이 있습니다. 부분적 치료는 가능할지 모르겠으나, 전신에 사용하는 것은 과연 바람직한 일인지 의문이 듭니다.

따라서 체온을 1도 올려야 할 대상은 현재 저체온인 사람들입니다.

역학적으로 보아도 저체온이 경우가 암에 더 쉽게 노출된다고 합니다. 암의 초기 증세 역시 몸이 춥고 체력이 저하되면서 에너지가 약하게 느껴지는 것입니다. 결론적으로 체온을 올리려고 애쓰기보다는, 체온을 빼앗기지 않으려고 노력하는 것이 옳습니다.

반신욕을 할 때, 물의 온도를 38도 정도에 맞추고, 가슴 아래만 담그라고 하는 이유가 있을 것입니다. 상체와 하체의 열을 골고루 맞추어 주기 위함이지요. 반신욕을 25분 이상 하라는 것도 서서히 체온을 올리라는 의미입니다. 자신의 체온보다 많이 높은 전신 고온욕은 위험할 수 있습니다. 꼭 하고 싶다면 10분 정도에서 멈추는 것이 좋습니다.

체온이 낮으면 셀룰라이트가 생긴다?

그렇다면 셀룰라이트는 체온과 어떤 관계가 있을까요?

앞서 말씀드렸듯이 체온이 낮다는 것은 우리 몸에 있는 모든 근육의 움직임이 적다는 의미입니다. 근육을 이두박근, 복근, 대퇴근 등으로 오해하지 마시기 바랍니다. 몸의 큰 근육뿐 아니라 장기의 근육, 혈관과 림프의 근육까지 모두 포함하는 개념이니까요.

셀룰라이트가 생겼다는 것은, 우리 몸의 근육을 사용하지 않아 퇴화되었다는 의미이기도 합니다. 남성과 여성을 비교해볼까요? 근육이 크고 기초대사량도 높은 남성은 아무래도 셀룰라이트로부터 자유롭겠지요.

하지만 예외는 있을 테지요. 근육질이고 활동적인 여성도 있을 수 있고, 여성보다 더 움직이기 싫어하고 근육이 적은 남성도 있을 테니까요. 여성호르몬 비중이 높은 남성도 있을 수 있습니다. 이런 남성들은 셀룰라이트의 위험에 노출되어 있다고 봐야 합니다.

결론은 이렇습니다. 대사가 느리면 체온이 낮아지고, 체온이 낮아지면 셀룰라이트가 생기기 쉬운 몸이 된다는 것!

5
셀룰라이트가 달라붙지 못하는 라이프스타일

셀룰라이트를 영구히 없앨 수 있을까요?

아마 모든 여성이 가장 궁금해 하고, 논란이 있는 주제일 것입니다. 셀룰라이트와 여성호르몬인 "에스트로겐"은 떼려야 뗄 수 없는 관계입니다. 셀룰라이트 임상은 주로 35~50세 여성을 대상으로 합니다. 활동량이 줄어들고 지방이 축적되기 시작하는 30대부터, 그리고 임신 출산을 경험하면서 셀룰라이트가 더 심해지기 때문입니다.

그런데 이것은 어디까지나 서양 여성의 경우입니다. 우리나라의 경우는 양상이 조금 다릅니다. 식생활이 서구화되고 중고등학교 시절 거의 앉아서 공부만 하고, 인스턴트 음식에 길들여진 20대 여성의 경우에 오히려 훨씬 심하게 셀룰라이트가 관찰되고 있습니다.

지극히 한국적 라이프스타일로 살았던 지금의 50~60대는 오히려 셀룰라이트가 별로 심하지 않습니다. 아마 지금의 20대가 50대가 된다면 더 무서운 결과가 나타나겠지요. 우리나라의 경우는 특이하게도 20대, 30대, 40대, 50대의 역순으로 셀룰라이트가 관찰됩니다. 폐경이 되는 50대 이후에는 셀룰라이트로부터 해방될 수 있으니, 그 점은 축하할 일입니다.

여성의 경우, 셀룰라이트를 없애는 그 순간에도 셀룰라이트는 다시 만들어지므로 영원한 치료란 없습니다. 밥을 먹고 잠을 자듯이 라이프스타일 안에서 해결해야 하는 것이지요. 셀룰라이트 관리를 하는 테라피스트는 비만 관리와 함께 진정한 라이프스타일링 코치 Life Styling Coach라 할 수 있습니다. 지금부터 의, 식, 주의 생활 속에서 셀룰라이트를 예방할 수 있는 몇 가지 습관을 알려드리겠습니다.

• 찬 음식과 밀가루 음식_{성질이 찬 음식 모두}은 장기를 차게 하므로 가급적 자

제합니다. 우리나라는 사상체질로 보아 음인이 많기 때문에 더욱 더 그렇습니다. 또한 과도한 당분 섭취, 탄수화물 중심의 식사도 매우 좋지 않은 습관입니다. 신경과 림프, 혈관을 위해서는 좋은 지방을 적당히 섭취해야만 합니다.

• 지나친 근력 운동보다는 30분 정도의 유산소 운동과 흉·복식 호흡, 스스로 할 수 있는 하체 근력운동 스쿼트나 줄넘기, 계단 오르기 등과 스트레칭을 생활화 합니다. 또한 항중력근을 키워야 합니다. 항중력근이란 중력에 대항하여 우리 몸을 지탱하는 복부와 하체의 큰 근육들을 말합니다.
복식호흡을 하기 어렵다면 경사진 곳을 오르면 됩니다. 계단을 오르거나 등산을 하면, 자연히 복식호흡을 하게 되니까요. 복식호흡을 하면 하복부가 따뜻해져 혈행이 좋아집니다.

• 하루 30분 정도는 제대로 걷는 습관을 길러야 합니다. 제대로 걷기는 발뒤꿈치부터 발바닥 전체가 땅에 닿도록 보폭을 크게 하여 걷는 것입니다. 외출할 일이 없다면 집에서라도 걸음걸이를 교정해야 합니다. 정맥과 림프를 펌핑해 주는 족저근막 훈련에는 맨발로 제대로 걷는 것이 가장 좋기 때문입니다. 그래야 종아리에서 정맥 펌프가 잘 가동되어 순환의 문제가 없어집니다. 이렇게 걷도록 도와주는 기능성 운동화를 신

는 것도 좋습니다.

• 물을 많이 마십니다. 커피와 차 등 카페인이 함유된 음료는 오히려 수분을 빼 가므로, 더 많은 수분을 보충해주어야 합니다. 차나 커피를 1잔 마실 때, 물은 3잔을 마셔야 겨우 수분을 섭취한 것이 된다는 것을 잊지 마세요.

• 하루 8시간 숙면을 취합니다. 밤에는 빛을 차단하고 똑바로 누운 후, 머리를 약간 높게 하고 잡니다. 다리는 약간 올리는 것이 순환에 도움이 됩니다. 밤에 부교감신경의 작동에 의해 움직이는 림프를 위해서는 잠이 절대적으로 필요합니다.

• 부종과 셀룰라이트가 심하면 피부가 거칠어지므로, 좋은 지질이 함유된 스킨케어 제품을 사용하는 것도 좋습니다.

• 림프부종과 지속적인 부종, 피부 처짐이나 결절이 심하게 보일 경우는 방치하지 말고 전문가의 도움을 받도록 합니다.

6
림프가 좋아지면 피부도 좋아진다

인체의 면역기관 중 가장 큰 면역기관은 피부입니다.

피부는 표피와 진피로 나눠지는데, 표피는 각질층부터 기저층까지를 말합니다. 표피세포는 태어나서 15일간을 살다가 마지막엔 각질이 됩니다. 각질이란 세포의 핵이 없는 죽은 세포를 말합니다. 죽은 후에도 피부에 남아 피부 외피로서의 임무를 완수하는 것입니다.

그런데 이 각질을 심하게 벗겨내는 사람들이 있습니다. 때를 밀고,

필링을 하는 것이지요. 각질은 피부의 방수막이자 보호막입니다. 각질이 지켜주지 못하는 피부는 수분을 쉽게 잃거나, 민감성 피부로 변할 위험이 높습니다.

표피를 이루는 각질은 어떻게 만들어질까요?

피부 구조 그림을 한번 보실까요? 맨 위에 각질층이 있고, 아래쪽에 각질형성세포란 것이 있습니다. 결국 각질형성세포가 표피의 맨 바깥인 각질이 되는 것이지요. 각질형성세포는 그 아래 있는 진피층의 모세혈관에서 영양을 공급받아 만들어집니다. 혈액과 림프의 활동이 원활하지 않으면, 건강한 각질세포가 만들어지기 어려운 것입니다.

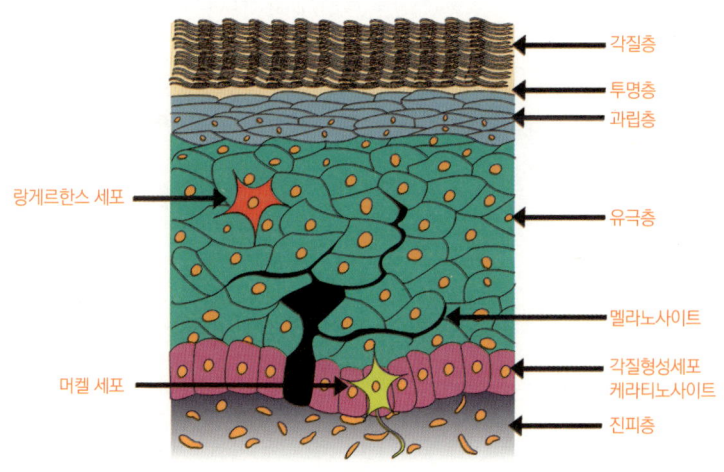

• 피부의 구조 •

림프는 어떻게 피부를 살리고 죽이나

인체의 표피가 면역기관이라는 확실한 증거를 보여드릴까요?

표피에는 면역에 관여하는 "랑게르한스 세포 수지상세포"가 있는데, 놀랍게도 혈관이 없는 "유극층"에서 발견된다는 사실입니다. 우리의 표피는 자체적으로 외부에서 들어오는 병원물질 알레르겐로부터 우리의 몸을 지키고 있습니다.

이번엔 진피결합조직으로 가보겠습니다.

여기서도 2차적인 면역 활동이 이루어집니다. 진피에는 대식세포, 섬유아세포, 비만세포 등 백혈구들이 모여 있고, 항체를 만들어주는 B림프구 면역 글로불린도 있습니다. 이들이 독소나 찌꺼기, 죽은 세균 등을 열심히 치워주어야 혈액이 잘 돌고, 혈액이 잘 돌아야 세포들이 영양을 공급받을 수 있겠지요.

그래야 세포막에서 삼투작용이 활발히 일어나고, 인체가 알칼리 상태를 유지할 수 있게 됩니다. 이렇게 이상적인 상태가 되어야 진피세포들은 태어나서 일하다가 죽는 본래의 사이클을 무사히 마칠 수 있습니다.

이번엔 림프의 흐름과 피부 상태에 대해 알아보겠습니다.

피부가 탄력 있다는 것, 아기 피부 같다는 것은 어떤 의미일까요? 바로 진피결합조직의 체액이 말캉하게 유지되는 상태입니다. 체액이 말캉해야 림프계로 독소와 단백질이 제대로 흡수되어 젊은 피부를 유지할 수 있지요. 그런데 진피결합조직의 체액^{세포외액, 간질액}이 "Sol^{유동성} → Gel^{찐득한 상태} → 칼슘화^{굳은 상태}"의 상태로 진행된다면 피부가 딱딱해지거나 공간을 점유해 버립니다. 이런 상태에서는 순환이라는 것이 될 리가 없습니다.

허리 뒤쪽과 허벅지 피부의 비밀

하체의 림프 흐름이 좋지 않은 사람들은 공통점이 있습니다.

허리 뒤쪽 천골^{엉치뼈} 바로 윗부분^{림프 문합}과 허벅지 등의 피부가 상체와는 다르게 거칠거칠하고 노화되어 있다는 것입니다. 림프 흐름이 좋지 않으면 당연히 피부도 좋지 않습니다.

지금 허리 뒤쪽과 허벅지를 한번 만져보세요.

뭔지 모를 거친 느낌이 있다면 림프를 의심해 봐야 합니다.

그러면 살아가는 데 꼭 필요한 화장품에 대해 얘기해보겠습니다. 앞서도 설명했지만 피부는 면역 기관^{피부장벽}이지 흡수 기관이 아닙니다. 특히 물은 한 방울도 흡수하지 않습니다. 피부가 빗물도 흡수하고 목욕탕 물도 흡수한다고 생각해보세요. 끔찍한 일이 아닐 수 없지요. 피부가 흡수하는 것은 주로 지질입니다. 좋은 지질은 피부를 보호해줍니다. 특히 식물성 지질은 항산화 작용을 할 수 있습니다. 물론 산화된 지질은 독성을 뿜을 수도 있습니다.

최근엔 의약품 시장보다 화장품 시장이 훨씬 빠르게 성장하고 있습니다. 그러다 보니 전문가의 조언이 필수적인 코스메슈티컬 Cosmeceutical. 화장품과 의약품이 결합된 형태 화장품과 더모코스메틱 제품들이 남용되고 있는 실정입니다. 자신의 피부에 적절하지 않은 화장품을 계속 사용하면 피부 트러블이 생기는 것이 당연합니다. 전문 제품을 사용할 때는 반드시 전문가 에스테티션, 뷰티 테라피스트와 상의하셔야 합니다.

피부 노화가 진행되면 필연적으로 수분과 피지의 분비가 줄고, 호르몬이나 효소도 감소됩니다. 천연 피지막의 균형이 깨지는 것이지요. 이때 화장품이 구원군이 될 수 있습니다. 그런데 화장품을 선택할 때는 전문가들이 사용하는 제품인지 일반 제품인지 꼭 구별해야 합니다.

지금부터 잘 쓰면 약이 되지만 잘못하면 오히려 안 쓰니 못한, 화장품과 스킨케어에 대해 알아보겠습니다.

7

고운 피부로 다시 태어나는 스킨케어

 스킨케어의 목적은 3가지로 요약됩니다. 즉 청결클렌징, 자극활성화, 보호입니다.

 스킨케어의 효과에 대해 의문을 갖고 있는 분들이 많습니다. 얼토당토않은 정보가 너무 많이 떠돌아다니기도 하고요. 어떤 사람은 관리를 자주 받으면 더 늙고 주름살이 생긴다고도 합니다. 정말 그럴까요? 이번 기회에 스킨케어를 총정리해 보기로 하겠습니다.

슬픈 일이지만 노화가 진행되면 피부는 자연히 딱딱해집니다.

진피결합조직이 점차 딱딱해지면서 수분이 마르고, 얼굴을 지지해주던 매트릭스가 점점 찐득하고 탄력이 없어지는 것입니다. 스킨케어라고 하면 얼굴만 생각하기 쉬운데, 사실은 전신이 모두 중요합니다. 특히 림프의 흐름이 나쁘고 셀룰라이트가 있다면 온몸의 피부 상태에 변화가 오게 되므로 얼굴과 똑같은 스킨케어가 필요하다고 봐야 합니다. 전신의 경우는 침투력이 비교적 좋은 아로마, 식물성 오일, 해양 성분이 함유된 제품을 사용하면 좋습니다. 조직의 순환에도 도움이 되고, 피부 보호도 해주기 때문이지요.

지금 피부를 살짝 손가락으로 눌러보세요.

바로 팡하고 튀어 오르면 진피의 수분이 찰랑찰랑한 것입니다.

튀어올라오는 속도가 느리다면 노화가 진행된 상태입니다. 즉 "수분"이 문제입니다. 그러나 우리 피부 안의 모든 구조물들이 "H_2O" 상태로 존재하는 것은 아닙니다. 근육은 액틴과 마이오신, 진피결합조직은 콜라겐과 엘라스틴, 기저의 매트릭스간질액, 체액는 뮤코다당류당단백질로 존재합니다.

앞서도 설명했지만 단백질이나 당은 물과 친합니다. 이들이 결합하면 처음에는 말캉한 상태를 유지하지만 시간이 흐를수록 딱딱해집니다.

서로 엉겨 붙다가 경화되는 것이지요. 이것이 아주 중요한 당화라고 하는 "체액성 노화"입니다.

인간의 힘으로 노화를 지연시키기는 너무나 어렵습니다.

하지만 다행히도 "체액성 노화"는 조금 늦출 방법이 있습니다. 스킨케어의 목적 중 두 번째, 자극활성화이 바로 그것입니다.

기저물질들은 자꾸 서로 뭉치려는 성질이 있는데 이를 문지르고, 두드리고, 꼬집는 등 자극을 주어 최대한 지연시키는 것입니다. 그런데 만약 피부가 원하는 정도보다 강한 자극을 준다면 내성이 생깁니다. 스킨케어를 언제 시작하고, 어떤 방법으로 할 것인가가 무척 중요한 이유입니다.

우리는 자신이 화장품을 선택한다고 생각합니다만, 진짜 그럴까요? 혹시 무차별적인 광고에 영향을 받은 것은 아니었을까요? 내 피부의 주인은 바로 나입니다. 내 피부의 상태를 진단하고 생로병사의 사이클을 이해하는 것은 당연히 해야 할 의무입니다.

봄, 여름, 가을, 겨울과 피부의 관계를 생각해보세요.

봄과 가을에 유독 트러블이 많이 생기지요? 불안정한 기온 변화와 건조한 날씨 탓에 피부가 수분을 빼앗겨 건조해지는 것입니다. 여름에는 피부가 끈적입니다. 바깥 기온이 내 피부보다 습하니 그렇습니다. 수분은 이렇게 많은 쪽에서 적은 쪽으로 이동합니다.

계절과 온도, 습도에 따라 피부 상태가 변하는 것이 정상입니다. 그런데 여름인데도 당기고, 겨울인데도 피지가 많다면 얘기가 달라집니다. 전자는 악건성 피부고, 후자는 지성 피부라 할 수 있습니다.

이제부터 본격적인 스킨케어 방법에 대해 알려드리겠습니다.

피부 청결, 클렌징

클렌징엔 일상적인 클렌징과 "스크럽" 같은 딥클렌징이 있습니다.

스크럽이란 표피의 각질을 인위적으로 제거하는 행위입니다. 그런데 '지성피부는 스크럽을 많이 해도 괜찮다'는 상식은 옳은 것일까요? 절대 그렇지 않습니다. 피부가 얇고 예민하다면 아예 하지 않는 것이 좋습니다. 그다지 예민하지 않다면 2주에 1회 정도 하고, 건성 피부라면 가끔 밀크 클렌징에 섞어서 하면 됩니다.

20~30대의 정상적 피부라면 이 정도로 해도 문제가 되지 않습니다. 물론 스크럽 입자는 아주 미세해야 합니다. 굵은 입자는 각질층에 상처를 내기 때문이지요. 30세가 넘으면 각질의 재생이 느려지기 시작하므로, 주 1회 정도가 좋습니다. 피부가 칙칙하지 않다면 일부러 자주 할 필

요는 없습니다.

　스크럽이란 각질을 인위적으로 제거하는 행위, 즉 보호막을 벗겨내는 일입니다. 자외선에 예민해서 썬번Sun burn, 햇빛에 의한 약한 화상이 자주 일어나거나 물리적인 자극에 예민한 피부는 각질을 벗겨내기보다는 보호가 필요한데, 정상적으로 있어야할 각질마저 벗겨낸다는 것은 너무나 위험한 일입니다. 설령 전문가에게 받는 스킨케어라 하더라도 주 2~3회 딥클렌징을 시행하는 것은 좋은 방법이 아닙니다.

　시중에 흔하게 판매되는 과일산AHA 성분의 "각질제거제"도 마찬가지입니다. 건성피부라면 오히려 과일산이 함유된 나이트크림을 이용하는 것이 좋습니다. AHA 성분은 5% 이상 들어 있지 않으면 그 기능을 하기 어려운데, 시판 제품에 그 정도 양이 들어가기는 어렵기 때문입니다. 그렇다고 무분별하게 전문가용 제품을 사용해서는 더욱 안 될 일입니다.

　본인은 건성피부라서 아침엔 "물세안"만 한다는 분도 있습니다.
　이는 잘못된 습관입니다. 어떤 피부든 밤새 불순물이 올라오기 때문에 세안을 철저히 해야 합니다. 건성피부라면 순한 밀크 클렌징을 이용해, T존 부위와 헤어라인을 꼼꼼히 세안하는 것이 좋습니다. 물론 계면 활성제 성분의 "폼클렌징"은 금물입니다.

지성피부라면 오전에 피지가 많이 올라오므로, 오일 타입 클렌저를 사용해도 무방합니다. 오전엔 젤 타입이나 밀크 타입도 괜찮습니다. 피지의 정도는 본인이 가장 잘 알고 있으므로 적절한 제형을 선택하면 됩니다. 다만, 오전 세안이 중요하다는 것은 꼭 기억해 두세요.

두드리고 주무르는 물리적 자극

피부 타입을 막론하고 30대 이후에는 적절한 자극이 필요합니다.

수시로 피부를 살짝 두들겨주거나, 턱에서부터 귀까지 살짝 롤링해주는 것은 아주 좋은 방법입니다. 내가 직접 하니까, 지나치게 피부를 자극할 위험도 없습니다.

전문 에스테틱에서 받는 스킨케어는 조금 선별할 필요가 있습니다. 기계적 자극, 특히 고주파 온열기 같은 것들을 너무 자주 사용하면 처음엔 효과가 있는 듯하다가, 나중엔 반응이 없습니다. 내성이 생겨 버린 것이지요. 어떤 주기, 어떤 강도로 해야 할지 판단할 수 있는 전문가를 찾아야 합니다.

두드리고 꼬집고 주무를 때, 피부에서는 어떤 일이 일어날까요?

각종 호르몬이나 효소가 분비되고 진피결합조직이 말캉해지면서 저절로 조직에 수분 공급이 됩니다. 세포에 가장 빨리 수분을 공급하는 방법은 물리적으로 자극하여 순환을 시키는 것입니다. 체내에 있는 물을 공급해주니 빠릅니다. 외부에서 수분을 섭취하는 것은 그 다음입니다. 마사지를 포함한 다양한 자극은 혈액과 림프의 순환에 결정적 역할을 합니다.

마사지가 노화를 일으키고 주름이 많아지게 한다는 것은 근거가 전혀 없는 말입니다. 자신만의 방법으로 피부에 기분 좋은 자극을 주는 시간을 가져보세요. 자세한 방법은 뒤에서 알려드리겠습니다.

재생을 유도하는 화학적 자극

화학적 자극 중 가장 흔한 것이 필링 뷰티테라피의 전문 분야입니다. 화장품을 사용해 화학적인 각질 탈락 효과를 보기 때문이지요. 그 목적은 "재생"입니다. 노화된 피부, 생기 없는 피부, 흉터가 있거나 전문 테라피가 필요한 경우에 필링을 하게 됩니다.

그러나 무분별한 필링은 피부에 무감각증을 일으킬 수 있고 과한 자극으로 강력한 반작용을 유발합니다. 즉 피부가 두꺼워지거나 색소가 올라오는 부작용이 생기는 것입니다. 잊지 말아야 할 것은, 자극을 경험한 피부는 점점 더 강한 자극을 주어야 변화된다는 사실입니다.

백세 시대, 피부도 그만큼 오래 살아야 합니다. 피부 역시 과한 것은 모자란 것만 못합니다. "적절한" 관리를 통해 피부의 젊음을 유지하도록 노력해야 합니다.

> **TIP**
>
> **★ 딥클렌징과 필링의 차이**
>
> 딥클렌징은 "클렌징"이고, 필링은 "물리·화학적 자극"입니다. 피부에서 뭔가 벗겨낸다는 점에서는 같을지 모르겠지만, 둘은 엄연히 다른 개념입니다. 딥클렌징은 우선 모공을 클렌징하는 것을 의미하고 죽은 세포인 각질을 인위적으로 탈락시켜, 안색을 맑게 하고 화장품의 수분이나 지질이 잘 흡수되도록 도와주는 것입니다.
> 반면 필링은 떨어져야 할 각질뿐 아니라, 피부에 남아 있어야 할 층까지도 과감히 탈락시켜 인위적으로 세포의 재생을 유도하는 것입니다. 필링을 받은 후에 마치 아기 피부처럼 보들보들하게 느껴지는 것이 다 이런 이유 때문입니다.
> 색소 침착이나 임신성 기미를 해결하려고 강한 필링을 시도하는 경우가 있는데, 피부에 따라서는 문제가 더 심각해질 수 있습니다. 피부의 입장에서 보면 필링은 아주 강력한 자극입니다. 반드시 전문가에게 상담을 받은 후, 꼭 필요한 경우에 해야 합니다

그 밖의 충격요법들

레이저나 MTS^{바늘 같은 것으로 찔러서 피부의 재생을 촉진하는 방법} 기법, 하이푸, 고주파 등의 기기를 통한 관리를 말합니다. 모든 강한 자극은 피부 기저층^{표피와 진피 사이, 세포가 만들어지는 기저부}을 놀라게 하는 충격요법의 일종입니다.

충격을 받은 피부는 더 빠르게 재생을 하게 되는 메커니즘입니다. 자극을 통해 피부 회춘을 돕는 것이라 이해하면 됩니다. 그러니 이런 충격 요법은 전문가에게 맡기는 것이 좋습니다. 20대 초반부터 무분별하게 강한 자극을 준다면 오래도록 간직해야 할 피부가 어떻게 될지는 뻔한 일입니다. 요즈음 정말 많이 보급된 가정용 디바이스의 무분별한 사용으로 염증 후 색소침착PIH을 경험하는 분들이 많습니다. 피부 상태에 따라 적절한 주기가 있지만 그 또한 스스로 알 수 없는 것이 사실입니다.

낮과 밤이 다른 피부 보호

영양크림에는 보통 데이크림과 나이트 크림이 있습니다.

화장품 병을 잘 살펴보면 데이크림엔 대부분 "Protective Cream", 나이트크림엔 "Nourishing, Rejuvenating"이라고 적혀 있습니다. 왜 데이크림에만 "보호Protective"라는 단어가 들어갈까요? 밤에는 피부가 스스로 알아 배출하고 운동을 시작하기 때문에 특별히 보호할 필요가 없기 때문입니다. 아주 악건성 피부가 아니라면 밤에는 두터운 크림을 바르는 것이 좋지 않습니다. 밤사이 피부 스스로 자정작용을 통해 배출할 수 있도록 도와주어야 합니다.

반면 외부의 영향을 많이 받는 낮 시간엔 반드시 보호가 필요합니다.

"보호Protective"란 우선 자외선으로부터 보호를 의미합니다. 자외선 Ultra Violet은 빨주노초파남보의 가시광선 중 보라색이 위치한 가장 바깥쪽 광선입니다. 자외선은 인체에 꼭 필요하지만, 너무 과하게 노출되거나 피부에 각질이나 보호막이 부족한 사람에게는 피부 노화를 비롯해 여러 가지 문제를 야기시킬 수 있는 존재입니다.

자외선은 파장에 따라 A, B, C로 나눠집니다.

태닝Tanning을 유도하는 것이 자외선 A입니다. 자외선 A를 차단하는 데는 주로 광물이 사용되는데, 데이크림의 흰색을 내는 성분이 바로 그

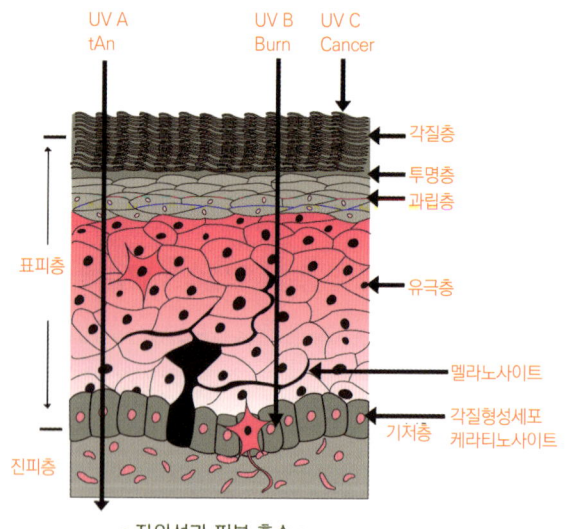

• 자외선과 피부 흡수 •

것입니다. 자외선은 완벽하게 차단할 수도 없고, 완벽하게 차단해서도 안 됩니다. 사람이 살아가기 위해서는 필수적으로 자외선이 필요하기 때문입니다. 최대한 피해를 줄이면서 적당히 흡수하는 것이 가장 바람직합니다.

자외선 B는 번Burn을 일으키는데, 이에 예민한 피부라면 기미 등 염증 후 색소 침착에 노출될 확률이 큽니다. 건성 피부, 민감성 피부를 가진 사람들에겐 기름막으로 자외선을 차단하는 필터를 만들어줄 필요가 있습니다. 오일 성분의 자외선차단제가 필요한 것이지요. 그 밖의 사람들이라면 자외선을 난반사시키는 파우더리한 자외선차단제가 더 좋습니다.

본래 우리의 피부는 각질이 겹겹이 기왓장처럼 놓여 있어, 자외선을 난반사 시키는 기능을 하고 있습니다. 한여름을 제외하고, 보편적인 화장을 하는 여성이라면 별도의 자외선차단제가 필요 없습니다. 피부의 각질, 파운데이션, 파우더 등이 겹겹이 보호해주기 때문입니다. 파우더를 사용했을 때 쉽게 건조해지는 건성피부라면, 오일리한 자외선차단제를 사용할 것을 권합니다.

요즘 자외선을 너무 무서운 것으로 과장하고 있는 경향이 있어 안타깝습니다. 피부가 건강한 여성이라면 일상적인 화장으로 커버가 되고, 피부에 유분기가 많은 남성들은 아침에 바르는 수분크림 정도로 일상생활에서는 큰 문제가 없습니다.

다만 남성들의 경우에도 피부가 건조하고 예민하다면 자외선차단제를 바르는 것이 좋습니다. 남성들은 얼굴에 여러 가지를 바르는 것을 싫어하는 경향이 있는데, 만약 수분크림도 바르지 않는다면 그냥 맨얼굴에 자외선차단제만 발라도 좋습니다.

피부를 보호한다는 것이 자외선 차단만은 아닙니다.

외부환경에 의해 수분을 빼앗기는 것을 보호할 장치도 필요합니다. 냉난방장치가 부족했던 과거에는 별로 신경 쓰지 않았을 부분이긴 합니다.

좋은 데이크림을 사용하면 피부가 적절한 수분과 지질을 유지하도록 해줍니다. 수분크림이라고 수분만 많이 함유된 것은 좋지 않습니다. 피부는 수분을 흡수할 수 없을뿐더러, 다 날아가 버리기 때문입니다. 그렇다고 무거운 오일 성분은 모공을 막기 때문에 좋지 않습니다.

사람의 천연 피지막에 원래부터 존재하는 지질, 즉 세라마이드나 스핑고 지질 같은 성분이 좋습니다.

TIP

★ 태닝Tanning과 번Burn

햇빛에 노출된 후, 피부가 따갑기 시작했다면 번(Burn)이 시작된 것입니다. 번은 자외선과 열에 의한 세포 손상으로 화상과 동일합니다. 피부가 붉어졌다는 것은 세포가 열을 받고 수분을 잃기 시작했다는 뜻이므로, 가급적 빨리 자외선을 피해야 합니다. 만약 따가움이 없이 태닝이 되고 있다면, 멜라닌이 알아서 보호해주고 있는 건강한 피부입니다. 멜라닌이 중요한 면역 물질이라는 것이 이제 이해가 되시지요?

자외선 C는 자외선 A, B와 달리 아주 위험합니다. 예전에는 오존층이 이를 막아주었으나, 여러 가지 이유로(프레온가스 등) 오존층이 파괴되어 지구에 쏟아져 들어오고 있는 것입니다. 만약 세포가 손상되었다면 세포는 자살을 해야 합니다. 썬크림을 바르지 않고 자외선에 심하게 노출된 후, 피부 껍질이 벗겨지는 현상이 바로 피부 세포가 자살한 흔적입니다. 대체로 3일이 걸립니다.

만일 손상 세포(burn cell)가 자살하지 못하면 흑색종 등, 암이 된다고 합니다. 일단 자외선에 노출되어 번(Burn)이 생겼다면, 피부를 그 전의 상태로 돌릴 방법은 없습니다. 열을 내리는 것이 중요하긴 하지만, 차가운 팩과 얼음찜질도 그때뿐입니다. 한번 자외선을 쬐면, 피부에 약 72시간 동안 영향을 미칩니다. 차라리 물을 많이 마시는 편이 낫습니다.

만약 자외선에 예민하다면, 다시 말해 태닝(Tanning)이 안 되고 번(Burn)이 일어난다면, 썬탠은 평생 포기하는 것이 좋습니다.

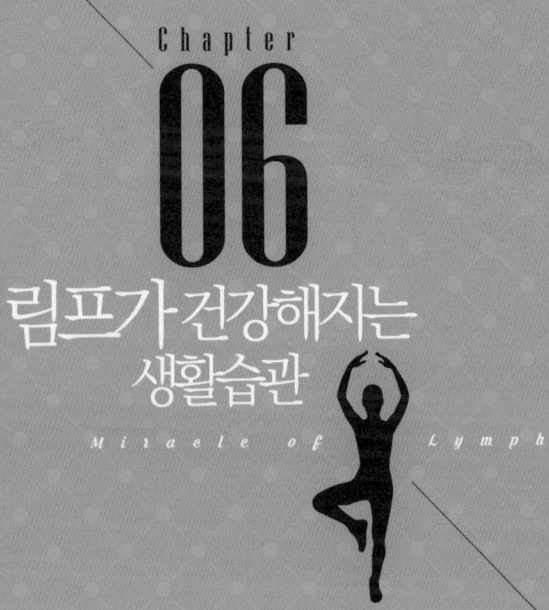

과연 림프를 건강하게 만들 수 있을까요? 있다면 어떤 방법일까요?

림프는 순환 시스템입니다. 몸을 움직이고 호흡을 함으로써 순환 시스템에 영향을 미칠 수 있겠지요. 심부의 림프절들은 거의 장기 주변에 위치하고 있으므로, 올바른 횡격막의 움직임에 의한 호흡은 장기를 움직여주고 중력에 대항하여 림프의 흐름을 좋아지게 합니다. 또한 근육의 적당한 운동과 스트레칭도 림프액의 흐름에 도움이 됩니다. 아울러 부종을 유발할 수 있는 단당류와 너무 짠 음식은 가급적 자제하는 것이 좋겠지요.

이렇게 생각해보는 것은 어떨까요? 모든 욕구는 뇌에서 발생하는 것이니, 뇌가 좋아할 만한 문장을 되생각하는 것입니다. 뇌는 부정문을 감지하지 못하므로 "단것을 먹으면 안 돼!"가 아니라 "나는 림프를 위해 주스 대신 생수를 마셔야겠어!" 이렇게 말입니다.

깊은 호흡으로 자율신경 관리하기

여러분은 어떤 순간에 자신의 호흡을 의식하나요?

평상시에는 거의 의식하지 않고 살다가 긴장되거나, 어디가 불편하거나, 뭔가 이상 증세가 있을 때, 특히 심각한 스트레스 상황에서 깊은 호흡을 하게 됩니다. 그러면 신기하게도 좀 나아지는 느낌이 듭니다.

이 과정 속에도 림프의 이야기가 숨어 있습니다.

앞서도 설명했지만 스트레스를 받으면 신경이 딱딱해지고 움직이지 않습니다. 신경의 지배를 받는 근육도 움직이지 않겠지요. 림프관도 근육이라고 했습니다. 자동으로 림프관의 문이 열리지 않으니, 스스로 살기 위해 무의식적으로 깊은 호흡을 하는 것입니다.

이것은 요즈음 흔히 듣는 "자율신경 실조"와 깊은 관련이 있습니다. 응집하고 조이는 위급시 사용되는 교감신경과 그 반대의 편안한 일상생활을 지배하는 부교감신경을 자율신경이라 합니다. 긴장 상태에서는 교감신경이 항진됩니다. 그렇다고 부교감신경이 길항하여 떨어지는 것은 아닙니다.

이렇듯 교감과 부교감신경의 역할로 우리의 장기가 제 할 일을 하고 움직이는데, 혈관이나 림프도 장기에 해당합니다. 자율적으로 움직이는데 나름의 규칙이 있고, 낮과 밤의 역할이 있습니다. 림프는 우리가 밤에 쉬거나 잘 때, 부교감신경에 의해 움직입니다. 그래서 잠을 못 자면 붓고 불편한 상태가 되는 것입니다. 이 자율신경을 제대로 세팅하는 방법은 호흡뿐입니다. 계속 말씀드리는 깊은 호흡, 즉 들숨(교감)과 날숨(부교감)을 잘 활용하여 호흡을 깊게 하는 방법은 생활 속에서 자신의 자율신경을 잘 관리하는 가장 쉬운 방법입니다.

물리적으로도 림프를 순환시키는 데는 횡격막을 움직여주는 호흡이 최고입니다.

횡격막이 오르락내리락하면 심장, 대장, 유미관복부 림프관도 함께 움직입니다. 하지에서 올라오는 림프는 서혜부 표층 림프에서 한 번 걸러지고, 심부의 림프절에서 또 한 번 걸러진 후, 유미조소장 근처의 복부 림프절로 이동합니다.

그렇다면 생소한 이름의 유미조는 어디에 있을까요? 몸의 앞에서 보면 배꼽에서 손가락 두 마디 정도 위에 있고, 심부에 있습니다. 문헌에 의하면, 이 유미조는 모든 인종에게 발견되지는 않는다고 합니다. 원래는 정맥각에서 길게 연장되어 내려온 림프절인데, 하체의 림프를 다 모아 1차로 걸러주는 역할을 합니다. 아마도 상체가 매우 짧은 인종에게는 발견되지 않을 수 있다고 조심스럽게 추측해 봅니다.

여기서 최종 처리된 림프액은 "터미누스"를 통해 심장으로 흘러들어 갑니다. 이런 상황이니 복부소장의 건강 상태가 좋아야 하지의 림프가 제대로 순환할 수 있다는 결론이 나옵니다.

복부를 움직여주는 복식호흡은 림프의 흐름을 좋게 하는 결정적 포인트이자, 자신이 스스로 할 수 있는 최고의 테라피입니다. 그런데 가끔 복식호흡이 어렵다는 분들도 있습니다. 이런 분들께는 자연스럽게 복식호흡을 유도하는 "계단 오르기" 운동을 추천합니다.

매일 규칙적으로 스트레칭하기

림프 건강을 위해서라면 스트레칭만큼 좋은 운동이 없습니다.

근육이 없는 부위에 있는 모세림프관은 피부 자체를 스트레칭해주면 되고, 중요 림프절이 모여 있는 허브는 피부, 근막, 근육을 모두 스트레칭해주는 것이 좋습니다. 목, 겨드랑이액와, 복부, 서혜부 등은 림프절이 모여 있는 허브로 정체되기 쉬운 부위이기도 합니다. 스트레칭은 림프를 움직임으로써 노폐물과 산소, 영양소들이 필요한 곳으로 들어가게 해줍니다.

근육을 펌핑하는 것도 심부 림프를 움직이게 하지만, 스트레칭이 훨씬 쉽습니다. 실제로 스트레칭을 열심히 했을 때 림프 정체가 해소되어 사이즈가 1cm 이상 줄어드는 사례를 무수히 보았습니다. 단 몇 분 만에 사이즈가 주는 것을 보면 의심의 여지가 없습니다.

그렇다면 스트레칭이 구체적으로 어떻게 정체된 림프액을 빼줄까요?

고무줄로 만든 새총을 떠올려보세요. 고무줄 끝에 물체를 걸고, 뒤로 늘였다가 놓으면 물체가 날아갑니다. 고무줄을 뒤로 많이 늘일수록 더 멀리 날아가지요. 스트레칭 역시 늘려주는 것입니다. 몸을 쭉 늘려주면 고여 있던 림프액이 날아가듯 쑥 빠지는 것입니다.

　근육의 스트레칭에 가장 좋은 시간은 30초로 알려져 있지만, 저는 10초 정도면 충분하다고 봅니다. 10초 동안 근육을 천천히 늘린 상태를 유지하다가, 반드시 제자리로 돌아와야 합니다. 매일 시간과 횟수를 정해 놓고 규칙적으로 스트레칭하는 것은 아주 바람직합니다.

　스트레칭은 특별한 공간이나, 복장, 도구가 필요 없이 언제 어디서나 할 수 있는 림프 운동입니다. 책상, 의자, 침대, 벽 등을 이용해 스트레칭을 할 수 있는 방법은 뒤에서 소개하도록 하겠습니다.

하루에 물 3리터 마시기(3331기법)

다이어트와 해독의 기본은 물 마시기입니다. 여기서 말하는 물은 음료수가 아닌 순수한 물입니다. 그 기간 동안 자기 몸무게의 거의 절반 정도를 마셔야 한다고 합니다. 그렇게까지는 아니더라도 물을 많이 마시는 것은 건강을 위해 아주 중요합니다. 단, 신장에 문제가 있는 경우는 예외입니다.

　우선, 일어나서 마시는 첫 번째 물은 참 중요합니다.
　일어나자마자 상온보다 약간 찬 물을 마시는 것이 좋습니다. 물을 마시기 전에 흔들어주면 입자크러스트가 작아지고 에너지가 강해집니다. 그냥 살짝 흔드는 것이 아니라 격하게 흔들어주는 것이 좋으므로 자신만의 전용 물병을 준비하도록 합니다.

이렇게 아침마다 3병300cc 물병 기준, 총 900cc의 물을 마시는데, 가능한 천천히 씹듯이 마시도록 합니다. 그러면 몸과 뇌가 잠에서 깨어나는 느낌이 듭니다. 우리의 뇌는 73~85%가 수분으로 구성되어 있으니, 일어나서 마시는 물은 실제적으로 뇌를 깨우는 역할을 합니다.

마시는 물의 온도에 대해서는 논란이 많습니다.

어떤 사람은 차가운 물이 좋다고 하고, 어떤 사람은 체온 정도의 미지근한 물이 좋다고 합니다. 수분 보충이란 측면에서 보면 상온의 물이 좋습니다. 너무 뜨거운 물을 마시면 땀샘이 열려 땀으로 배출되니 수분이 손실될 수 있기 때문입니다. 다른 음료는 몰라도 물만큼은 너무 차지도 뜨겁지도 않은 상온의 생수가 좋습니다.

아침식사는 후루룩 마시는 선식보다 씹을 거리가 있는 것이 좋습니다. 탄수화물을 먹고 싶다면 아침에 드십시오. 뇌가 저혈당 상태이므로 가장 효과가 좋기 때문입니다. 점심식사 30분 전엔 또 열심히 물병을 흔들어 3병을 더 마십니다. 벌써 1,800cc나 마셨네요. 점심 식사 후의 커피 한 잔 정도는 괜찮습니다.

저녁 식사 30분 전엔 다시 낮 동안의 커피나 차로 인해 손실된 물을 보충합니다. 3병을 더 마시는 것입니다. 이제까지 2,700cc를 마셨습니다. 너무 많이 마시는 것 아니냐고 생각하실 수도 있지만, 우리 몸에서 배출되는 수분 양도 만만치가 않습니다. 게다가 커피나 차를 즐긴다면 수분 손실은 더 심해집니다. 과일, 채소, 음식으로도 수분을 보충할 수 있지만, 물은 물의 역할을 하는 것이니만큼 미네랄 비율이 좋은 물을 드시길 추천합니다.

마지막으로 자기 전에 1병의 물을 더 마시면, 자는 동안 순환을 도와주는 효과가 있습니다. 하루 종일 총 3,000cc의 물을 마셨습니다. 우리 몸은 수분을 저장하지 못하므로 이중 4분의 3은 그대로 배출되어 버립니다.

"3331 물 마시기", 어렵지도 않고 돈도 들지 않으면서 효과 만점인 방법입니다. 바로 오늘부터 실천해 보실까요? 여러 실험을 통해 물 마시기가 당뇨나 고지혈증 증상을 완화한다는 사실은 이미 밝혀진 바 있습니다.

평상시 설사가 잦고 물이 흡수되지 않고 다 배출되어 버리는 느낌이라고 말하는 분들이 있습니다. 혹은 물 먹기가 너무 힘들다는 분도 있습니다. 이런 경우라면 물을 무조건 마신다고 흡수가 되지 않습니다. 제가 팁을 하나 알려드리지요.

물에 약간의 죽염 또는 좋은 소금을 한 꼬집 타서 마시는 것입니다. 물에 소금을 타면 알칼리화 된 이온수가 되므로, 흡수가 훨씬 빠릅니다. "물보다 흡수가 빠르다"는 이온음료 광고를 생각해보면 이해가 쉬우실 겁니다. 물론 짠맛이 느껴질 정도로 진하게 타서는 절대 안 됩니다. 500cc 병에 한 꼬집 정도면 충분합니다.

소금은 해양 미네랄의 집합체입니다. 그냥 미네랄 덩어리라고 보셔도 됩니다. 그래서 물을 마실 때 흡수가 잘되도록 이온화시키는 것은 물론, 미네랄을 더하여 마시는 것입니다.

TIP

★ 물 마시기와 컬러 테라피

앞에서 컬러는 독특한 파장과 에너지를 가지고 있어, 대응하는 치유효과가 있다고 했습니다. 물병의 컬러는 왜 청색이나 초록색이 많을까요? 물이 많아야 하는 폐, 혈액 순환의 메카인 간, 그리고 두경부의 컬러가 짙푸른 색이기 때문입니다. 이런 컬러의 병에 물을 가득 채워서 햇볕에 2~3시간 두는 것은 정말 좋은 방법입니다. 물병의 푸른빛을 흡수해 열을 식혀주고, 간을 정화하고, 혈액과 림프 순환에 에너지를 공급해주기 때문이지요.

알칼리도가 높은 물은 리트머스 시험지로 테스트해보면 푸른빛을 띱니다. 미네랄 환원수, 마그네슘 함량이 높은 화산지대의 물, 빙하수, 특히 해양심층수는 모두 짙푸른 색을 띱니다. 현대인들은 점차 몸이 산성화되고 있습니다. 가능하면 푸른색을 띠는 물, 마그네슘 함량이 높은 생수를 구입하는 것이 좋습니다.
잘 모르겠다면 생수의 원산지를 확인하는 것이 방법이겠죠?

의료용 압박 스타킹이나 양말 신기

의사들은 림프부종 환자에게 메디컬 전용 웨어를 권합니다. 유방암 수술 후 상지에 부종이 올 때, 자궁암 수술 후 하지 부종이 올 때도 당연히 착용하게 합니다. 꼭 수술 환자가 아니더라도 아침에 일어나면 붓고, 저녁에 다리가 퉁퉁 붓는다면 전용 웨어를 입는 것이 좋습니다. 물론 메디컬 웨어도 등급이 있습니다. 일반적으로 시중에 판매되는 것은 누구나 신어도 괜찮습니다.

오래 서 있거나 한 자리에 오래 앉아 있는 직업을 가진 분들은 바로 효과를 느낄 수 있습니다. 부종이 지속되면 그것이 나의 체중과 체형으로 굳어져 버린다는 게 가장 심각한 문제입니다. 그 상태에서 머무는 게 아니라 점점 더 팽창하게 되지요. 메디컬 압박 스타킹이나 양말은 림프부종이 더 이상 진행되지 않고 증상을 완화하는 데 도움을 줍니다.

최근엔 섬유 자체에 화장품을 마이크로 캡슐화 하거나 전기섬유 등으로 부종을 완화하는 첨단 제품도 나오고 있습니다. 이런 보조 제품들은 복합물리요법의 하나로서 전 세계적으로 널리 활용되고 있습니다.

마른 붓으로 피부 쓸어주기

표층 림프는 말 그대로 표피 바로 아래 분포합니다. 피부 결을 따라 분포되어 있다고 해도 과언이 아닙니다. 전문 테라피센터나 에스테틱에서는 미세하게 거친 질감의 마른 붓으로 표피를 쓸어주는 "브러시 테라피브러싱"를 합니다. 이 방법은 표층 림프를 순환시키는 데 큰 도움이 됩니다. 손에 마른 목장갑을 끼고 얼굴을 림프 방향으로 쓸어주는 것도 효과적입니다.

림프는 표층에서 심부로 흐르고, 마지막에 우 림프본관과 좌 림프본관을 거쳐 "터미누스"에서 심장으로 흘러 들어갑니다. 림프 테라피는 전문가들에게 받는 것이 좋지만, 여의치 않다면 스스로 할 수도 있습니다. 물론 림프가 어떻게 흘러가는지 지도를 분명히 인지한 후에 해야 되겠지요.

끈적한 크림으로 림프 들어올리기

에센스나 크림을 바를 때 보통 손으로 문질러 바르시죠?

만약 크림을 바르고 손바닥을 피부에 밀착시켰다가 들어 올리면 어떤 효과가 있을까요? 한번 해보시기 바랍니다. 되도록 끈적한 제형의 제품을 듬뿍 바르고 손바닥을 피부에 밀착시킨 후, 피부를 들어 올린다 생각하고 피부에 꾹 눌렀다가 떼는 것을 반복합니다. 둔한 사람이라도 피부에 열이 오르는 것을 느낄 수 있습니다.

표피 바로 밑의 림프가 들어 올려지면서, 미세혈관의 혈액 순환이 촉진되고 림프도 움직이게 되므로 부종에도 효과적입니다. 이 방법을 "스티키" 기법이라고 합니다. "스티키Sticky"는 "끈적끈적한"이란 뜻입니다. 스티키 기법에는 스티키한 제품이 좋겠지요.

시중에 많이 있는 마르면서 피부를 조이는 느낌이 드는 마스크 팩도 비슷한 효과를 냅니다.

체온을 올리는 음식 찾아 먹기

체온은 셀룰라이트나 부종의 중요한 원인 중 하나입니다.

체온이 낮다는 것은 장기의 에너지가 약하고 혈류도 느리다는 것을 의미합니다. 거꾸로 열을 발생시키면 혈관의 운동성이 높아집니다.

체온을 올리겠다고 사우나나 찜질방에 자주 가는 것은 그다지 권하고 싶지 않습니다. 외부에서 인위적으로 체온을 올리는 데는 한계가 있기 때문이지요. 또 체온을 올렸다 해도 땀을 많이 흘리면, 우리 몸에서 체온을 내리려는 시스템이 가동될 것입니다. 스스로 음식과 운동을 통해 호르몬과 효소 분비를 촉진시키는 것이 가장 중요합니다.

생강, 강황, 계피 등 몸을 따뜻하게 해주는 재료로 차를 우려 마시면, 수분 보충까지 할 수 있어 아주 좋습니다. 다만 너무 뜨겁게 마시는 것은 피하는 것이 좋습니다. 뜨거운 차를 마시면 땀을 배출하게 될 것이니 따뜻한 상태가 가장 좋습니다. 물론 차를 마신 만큼 물을 마셔주는 것은 다 아시지요?

40분 이상 앉아 있지 말기

뇌척수액은 어떻게 보면 림프의 원천입니다. 그런데 오래 앉아 있으면 척수액이 잘 돌지 않습니다. 하루 종일 책상에 앉아 공부해도 효율이 떨어집니다. 뇌에 산소 공급이 되지 않으니 졸음만 쏟아질 뿐입니다.

척수액의 순환 장애는 필연적으로 브레인 포그^{머리가 흐릿하고 집중이 잘 안 되는 상태} 부종을 불러옵니다. 구부정한 자세로 업무를 보거나 머리를 앞으로 쑥 내밀고 컴퓨터 작업을 하면, 상부 승모근 쪽의 림프액이 쇄골 아래 있는 "터미누스"로 흘러 들어가지 못하고 거북목이 되기도 합니다. 일상에서의 나쁜 자세는 근육을 틀어지게 해서 림프 흐름에 방해가 됩니다. 평발이나 요족^{평발과 반대로 발의 아치가 너무 높은 증상}도 정맥의 펌프질을 방해합니다.

40분 이상 같은 자세로 있으면 척수액이 돌지 않는다는 사실을 꼭 기억해 두시길 바랍니다. 초등학교의 수업시간이 40분인 이유가 있습니다. 사무실에서 일을 할 때도 40분에 한 번씩 의자에서 일어나 스트레칭을 해주면 아주 좋습니다.

섬유질이 풍부한 음식 섭취하기

원시인과 현대인의 식사 패턴을 비교해볼까요?

통곡물과 조리와 가공이 되지 않은 고기 등 거친 음식을 먹었던 원시인들은 씹는 활동이 활발했을 것입니다. 반대로 현대인들은 입에 부드러운 음식을 선호합니다. 별로 씹을 필요가 없습니다. 현대인의 단당류 위주 식사와 유동식 선호가 다양한 질병을 불러온다는 주장이 힘을 얻고 있습니다. 잘 안 씹으니 턱관절도 문제가 생기고 하관이 홀쭉한 얼굴이 많아지지요.

섬유질이 풍부한 음식은 위에 머무는 시간이 깁니다. 위가 음식을 분해하는 데 시간이 걸린다는 의미입니다. 음식물이 위에서 십이지장, 췌장을 거치는 동안, 인슐린이 분비될 시간을 충분히 벌어줍니다. 대략 4시간에 한 번 분비되는 인슐린은 위에 뭐가 들어올 때 준비를 시작합니다. 그런데 현대인들이 좋아하는 단당류나 부드러운 음식은 인슐린이 채

준비도 되기 전에 분해가 완료되어 버립니다. 특히 당분이나 지질은 바로 소화와 흡수가 되어 버리므로, 혈액 중에 남게 될 확률이 높습니다. 그러면 어떤 일이 일어날까요?

혈액이 원래 가지고 있어야 될 산소와 영양분을 품지 못하고 점성이 높아져 말초의 순환을 방해합니다. 대사증후군은 물론 부종에도 시달리게 되는 것입니다.

당 대사를 위해서는 수용성 식이섬유가 풍부한 채소나 해조류를 많이 섭취하는 것이 좋습니다. 셀룰라이트는 혈액과 림프의 순환이 원활하지 못해서도 생기지만, 탄수화물의 과도한 섭취로 인해 유발되기도 합니다. 이것이 의료계에서 셀룰라이트를 대사성 질환으로도 보는 이유입니다. 탄수화물을 분해하기 위해 인슐린이 과다 분비되고, 이는 지방 생성으로 이어집니다. 쉬운 일이 아닌 것은 알지만, 식생활을 바꾸는 것이 기본 중의 기본입니다.

피부는 폐와 연결되어 있고, 폐는 대장과 연결되어 있습니다.
몸속에서 폐와 대장은 세트 플레이를 하고 있습니다. 대장의 기능이 좋으면 폐가 촉촉한 상태를 유지하지만, 대장이 건조하고 변비가 있다면 폐의 기능이 저하됩니다. 섬유질이 풍부한 음식을 먹으면 대장이 깨끗해지고, 궁극적으로 피부가 좋아진다는 게 이제 이해가 되시지요?

잠자기 전
반신욕 하기

반신욕은 어느 누구에게나 큰 부담이 없는 셀프 테라피로 알려져 있습니다. 간단하지만, 실천하기가 쉽지만은 않습니다.

목욕 시간은 25~45분이 가장 좋지만, 그것보다는 두피나 코에 땀이 배어 나오는 시간을 기준으로 하는 것이 더 좋습니다. 땀이 난다는 것은 인체의 체온 조절 기능이 작동한다는 것이므로, 땀이 흥건하게 나올 때까지 기다릴 필요는 없습니다. 그러고 나면 쉽게 지치고 또 체온이 식게 되니까요. 땀이 나는 시간은 사람마다 다르니까 자신의 몸을 기준으로 하면 됩니다.

개인적으로는 해양 성분의 입욕제를 추천합니다.

해양 성분을 그대로 동결 건조한 파우더나 스피룰리나 성분이 액상으로 되어 있는 입욕제를 사용하면, 체액과 가장 비슷한 알칼리도를 만들어주기 때문입니다. 노폐물 배출은 물론이고, 바닷물이 가지고 있는 미량 원소나 미네랄이 피부로 흡수되므로 건강에 아주 좋습니다. 입욕제를 구하기 어렵다면 고민할 필요가 없습니다. 질 좋은 천일염에 아로마를 잘 녹여서 사용해도 아주 훌륭한 입욕제가 됩니다.

아로마 에센셜 오일은 피부에 닿는 순간부터 30분이면 혈관까지 침투한다고 알려져 있습니다. 강한 에너지를 갖고 있으므로 림프가 정체되고 부종이 있을 때 효과가 좋습니다. 다리가 많이 부었을 때, 아로마 에센셜 오일을 넣은 물에 족욕만 해도 증상이 호전됩니다.

아로마 에센셜 오일은 종류와 효능이 다양하지만, 원산지가 무엇보다 중요합니다. 허브가 자란 땅과 물과 바람의 기운이 효능에 영향을 미치기 때문입니다. 일반적으로 블랜딩한(아로마 에센셜 오일을 식물성 오일과 혼합한 것) 제품들이 많으므로 피부에 직접 문질러도 안전한 것을 선택하는 것이 좋습니다.

만약 아로마 에센셜 오일을 쓰는 중에 두통이나 구토가 온다면, 곧바로 사용을 멈춰야 합니다. 몸에서 보내는 거부 반응이기 때문이지요. 모두에게 좋은 물질은 이 세상에 없는 법입니다. 오일이 잘 정제되었는지 확인하려면 흰 종이에 오일을 한 방울 떨어뜨려 보면 됩니다. 얼룩이 진다면 정제가 잘 되지 않은 저급 오일입니다.

가정에서 반신욕을 할 때 사용하거나 스프레이로 분사하기 좋은 아로마 에센셜 오일에는 라벤더, 카모마일, 레몬, 오렌지, 유칼립투스, 티트리 등이 있습니다. 이런 오일들은 가격도 그렇게 비싸지 않아 가정에서 편하게 사용할 수 있습니다.

★ 생활 속에서 활용하는 아로마 에센셜 오일

라벤더
프랑스가 원산지인 제품이 좋은 오일입니다. 오일의 용량은 대개 10ml인데, 용량이 크다고 좋은 것이 아닙니다. 라벤더 오일은 잠을 잘 오게 하고 심신을 릴랙스 해주므로 침구나 베개에 한두 방울 떨어뜨려도 좋습니다. 입욕을 할 때는 라벤더 8방울과 천일염 한 큰 술을 미리 잘 녹여준 후, 욕조에 넣으면 됩니다. 천일염을 함께 넣는 것은 아로마 에센셜 오일이 물에 잘 녹지 않기 때문입니다. 아로마 오일은 천일염, 보드카, 청주, 포도주, 우유 등과 함께 섞어 쓰는 것이 좋습니다.

카모마일
카모마일은 슬리핑(sleeping) 오일입니다. 숙면을 유도하기 때문입니다. 또한 화상을 입었을 때는 화기를 빼고 강한 진정을 합니다. 라벤더와 카모마일을 섞어 쓸 때는 각각 4방울씩 넣으면 됩니다. 라벤더와 카모마일 외에 마조람과 샌달우드 오일도 좋습니다. 마조람과 샌달우드는 가격이 좀 비싸지만 숙면에는 가장 큰 효과를 얻을 수 있습니다.

오렌지 & 레몬
과식을 했거나 소화가 잘 안 될 때, 혹은 디톡스를 위해 사용하면 좋습니다. 오렌지는 과식을 했을 때, 레몬은 몸에 부종이 있거나 나쁜 음식을 어쩔 수 없이 많이 먹었을 때 특히 도움이 됩니다. 껍질을 압착해서 제조하므로 에센셜 오일 중 가장 가격이 저렴합니다.

유칼립투스
감기 기운이 있거나 코가 꽉 막혔을 때, 또는 기관지 천식이 있을 때 아주 유용합니다. 목욕물의 수증기에 의해 퍼진 향이 막힌 코를 뚫고 기관지를 편안하게 해줍니다.

티트리 & 쥬니퍼베리
족욕을 할 때는 알콜보다 항균효과가 훨씬 우수한 티트리를 쓰는 것이 좋습니다. 발에는 여러 가지 세균이 많고, 또 무좀도 있을 수 있으니 티트리가 좋습니다. 살을 빼고 싶거나 셀룰라이트나 부종이 있는 분에게는 쥬니퍼베리를 추천해 드립니다.

프랑스 여인처럼 자기 전 "띠잔" 마시기

부종과 셀룰라이트에 시달리는 프랑스 여성들은 자기 전 꼭 "띠잔tisane"을 마십니다. 띠잔이란 취침 전에 마시는 차를 말합니다. 주로 수면 중의 부종을 막기 위해 카모마일과 라벤더 등의 찻잎을 블렌딩해서 사용합니다. 띠잔을 마시고 잠들면 정맥과 림프 순환이 원활해지고, 신경을 이완시켜 숙면을 취하게 해줍니다.

잠을 깊이 못 자는 분들은 반신욕 전에 슬리핑sleeping 티로 알려진 카모마일을 한 잔 따뜻하게 마시는 것도 좋습니다. 차의 이뇨작용을 이용해 반신욕을 할 때 땀으로 노폐물이 분비되는 것을 도와주고, 자면서 소변을 보지 않도록 하기 위한 것입니다. 몸을 따뜻하게 하니 조금 더 빨리 땀이 나겠지요. 겨울에 특히 권하는 방법입니다. 물론 라벤더도 좋습니다.

카모마일은 원산지에 따라 저먼과 로만으로 분류되는데, 오일로 사용할 경우와 차로 마실 경우를 구분하는 것이 좋습니다. 짙은 잉크색의 "저먼 카모마일"은 소독약 냄새가 나는 것이 특징인데, 아쥴렌이라는 진정 성분이 많이 함유되어 오일로 추출하면 푸른색을 띠고 주로 항염과 강한 진통 열을 식히는 효과가 있습니다. 반면 "로만 카모마일"은 진통과 항염보다는 릴랙싱 효과가 뛰어납니다. 로만 카모마일의 꽃으로 만든 차를 마시면 이완효과가 우수해 숙면을 유도합니다.

바르게 걷기

모든 동물 중 유일하게 기립하는 인간에게, 발은 매우 중요한 부위입니다.

발에 문제가 있으면 발목, 골반, 허리, 목 등 몸 전체가 뒤틀리는 것이지요. 발바닥에 생기는 족저근막염의 경우, 발만 치료해서는 안 되는 이유이기도 합니다. 스스로 라이프스타일을 바꾸지 않으면 어떤 약이나 물리치료도 그때뿐입니다.

사람의 머리 무게는 평균 8kg 정도 된다고 합니다. 뇌는 대부분 물로 이루어져 있으니 무거울 수밖에요. 무거운 머리를 받치기 위해 경추와 척추는 독특한 모양을 하고 있습니다. 바로 커브 형태입니다. 경추와 척추의 커브가 사라지면 머리의 하중을 그대로 다 받아야 하므로, 목이나 허리에 문제가 생깁니다. 그런데 척추가 받는 충격을 일부 흡수해주는 것이 허리입니다. 자세히 보면 허리도 약간의 커브를 가지고 있습니다. 만약 허리가 일자라면, 결국 체중은 앞으로 쏠리게 되는 것이지요.

대체로 목과 허리가 좋지 않은 사람들은 공통적인 체형 특징이 있습니다. 즉 머리가 앞으로 쏠려 있고, 목을 받쳐주는 승모근이 튀어나오고, 배가 나오고, 쇄골이 파묻혀 있습니다. 림프 순환이 제대로 되지 않아 피부도 나빠집니다.

나중엔 골반이 틀어지고 발목도 회전 방향이 바뀌면서 발까지 변형됩니다. 결국 걸음걸이도 이상해지는 것이지요. 걸음걸이만 잘 살펴봐도 림프 순환이 좋은지 나쁜지 알 수 있습니다.

젊은 여성들에게 발견되는 셀룰라이트는 거의 잘못된 신발과 걸음걸이에서 시작됩니다. 림프 건강을 생각한다면 하이힐에서 내려와야 합니다. 잘 걷는 방법은 간단합니다. 뒤꿈치부터 발바닥, 발가락까지 순차적으로 닿도록, 땅에 굴리는 기분으로 걸어야 합니다. 그래야 정맥이 펌핑되면서 심장으로 순환되는 피가 잘 돌게 됩니다.

타고난 체질은 바꿀 수 없어도, 체형은 분명 바꿀 수 있습니다. 앞에서도 말씀드렸지만 체형은 대부분 습관적으로 취하는 자세와 순환의 문제입니다.

몸은 거짓말을 하지 않고, 노력한 만큼 보답합니다. 지금 당장 라이프스타일을 바꾸는 것이 건강의 해답입니다.

Chapter 07
하루 15분, 효과만점 림프 체조

Miracle of Lymph

이번 장에서는 림프 건강을 위해 스스로 할 수 있는 셀프 테라피를 소개하려고 합니다. 그러나 아무리 좋은 방법을 알려주어도, 본인이 하지 않으면 아무 소용이 없겠지요? 하루 일과 중 일정 시간을 정해 꾸준히 노력한다면 분명히 효과를 본다는 것은 제가 보장합니다.

침대에서 하는 굿모닝 스트레칭

아침에 눈을 떴을 때 온몸이 찌뿌둥하고 일어나기 싫을 때가 있죠?

자는 동안 자세는 나쁘고, 림프의 흐름은 좋지 않기 때문입니다. 아침에 일어나자마자 할 수 있는 테라피를 알려드리겠습니다.

❶ 일단 눈을 뜨고 똑바로 누워, 해부학적 자세를 취합니다. 해부학적 자세란 팔과 다리를 편안하게 벌리고, 손바닥이 천정을 보도록 한 후, 최대한 몸에서 힘을 빼면 됩니다. 만일 이런 자세를 취할 때 팔이 불편하고 손바닥이 바닥을 향하는 것이 편하다면 어깨가 안쪽으로 말리고 거북목일 확률이 높습니다. 서 있을 때도 누워 있을 때도 이 자세가 아주 편해야 합니다.

❷ 이 상태에서 흉식호흡을 시작합니다.

입을 벌리고 폐 안으로 공기를 최대한 들이마시며, 속으로 다섯을 셉니다. 날숨은 들숨보다 길어야 합니다. 천천히 열을 세면서 숨을 고르게 내쉬도록 조절합니다. 이것을 3회 연속 실시합니다. 흉식호흡은 얼굴 쪽의 림프가 잘 빠질 수 있도록 합니다.

❸ 다음은 복식호흡입니다.

복식호흡은 입을 다물고 코로 숨을 들이마십니다. 복부가 부풀어 오르는 호흡입니다. 이때 횡격막을 쭉 내린다는 느낌으로 하세요. 횡격막의 움직임에 따라 심장과 그 아래 장기가 움직인다고 이미지로 상상하면 더 좋습니다.

흉식호흡과 마찬가지로 들숨에서 다섯을 세고, 날숨에서 열을 셉니다.

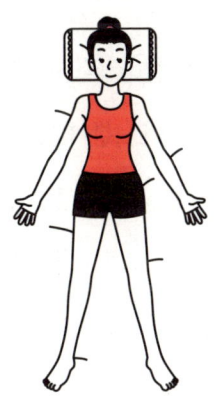 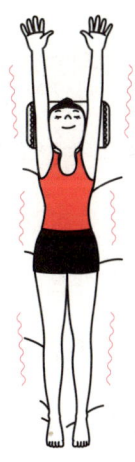

이 역시 3회 반복합니다. 자는 동안 순환이 안 되던 장기 주변의 림프가 움직이기 시작합니다. 스스로 장기 마사지를 하는 것입니다.

❹ 다음으로 팔을 벌려 머리 위로 올리고 천천히 귀에 팔을 붙입니다. 그 다음, 온몸을 위아래로 길게 늘여주면서 몸을 조금씩 꿈틀거리며 진동시킵니다.

아침에 벌떡 일어나는 것은 절대 금물입니다. 호흡이 끝난 후엔 옆으로 몸을 돌리고 상체부터 천천히 일어납니다. 누워서 하는 흉식호흡 3회, 복식호흡 3회를 한 세트라고 했을 때, 이를 하루에 3세트 시행하는 "333 테라피"는 림프 건강을 위한 기본 지침입니다.

얼굴이 작아지는 V라인 스트레칭

일어나서 물 3컵을 마신 후, 화장대 앞이나 화장실로 갑니다. 세수를 하기 전에 V라인 테라피를 하면 얼굴의 부기가 쏙 빠집니다.

❶ 우선 거울을 보며 입을 크게 벌린 후, 턱 관절을 좌우로 이동시킵니다.

턱관절에 문제가 있다면 소리가 나거나 불편함을 느끼게 됩니다. 만일 그렇다면 전문가의 도움을 받아야 합니다. 불편한 곳이 없다면 최대한 좌우로 밀며 운동시킵니다.

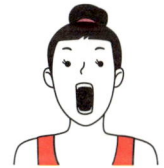 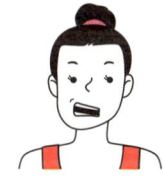 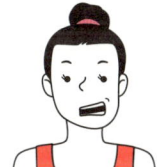

❷ 목을 뒤로 젖히면서 목에서 가슴까지 뻗어 있는 광경근활경근, 넓은 목근을 스트레칭해주는 동작입니다. 두 손바닥을 모아 턱을 받치면서, 열을 셀 동안 천천히 늘여준 후, 그 상태를 유지하다가 제 자리로 돌아옵니다. 이 동작과 반대로 고개를 앞으로 떨구게 되면, 뒷목의 승모근을 스트레칭할 수 있습니다.

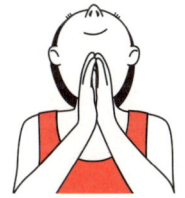 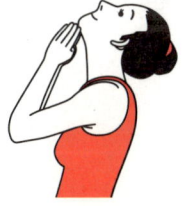

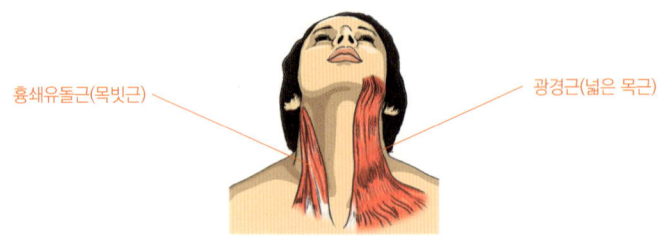

흉쇄유돌근(목빗근) ─── ─── 광경근(넓은 목근)

❸ 다음은 목을 180도 옆으로 기울여 목 근육을 스트레칭하는 동작입니다. 열을 셀 동안 유지하다가 제 자리로 돌아오면 됩니다. 목을 기울이는 쪽의 팔로 옆머리를 살짝 눌러주면 동작을 하기가 편합니다.

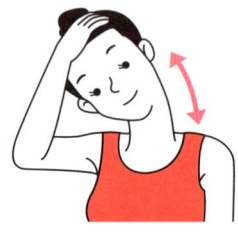

❹ 이번엔 머리의 각도를 사선으로 틀어서 흉쇄유돌근목빗근과 사각근을 스트레칭합니다. 턱을 들고 비스듬하게 약간 위쪽을 바라보는 자세라 이해하면 됩니다. 역시 열을 셀 동안 유지하다가 제 자리로 돌아옵니다. 왼쪽, 오른쪽 모두 실행합니다.

흉쇄유돌근의 스트레칭은 림프 이동에 매우 효과적이고 졸음을 깨는 효과도 있습니다. 낮 시간에 일을 하는 동안에도 수시로 시행하면 좋습니다.

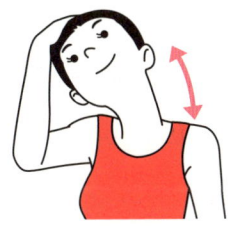

❺ 다음은 4와 반대로 목의 각도를 아래로 틀어서 승모근측면을 최대한 스트레칭해주세요. 턱을 내리고 비스듬하게 약간 아래쪽을 바라보는 자세를 취한 후, 열을 셀 동안 유지하면 됩니다.

이 동작은 판상근뒷머리 헤어라인 끝 양쪽에서 떨어지는 근육도 스트레칭해줍니다. 자고 일어나 목이 잘 안 돌아가거나, 좌우로 목을 돌렸을 때 통증이 느껴지는 분들에게 아주 좋습니다.

3~5까지를 오른쪽, 왼쪽 모두 실행합니다.

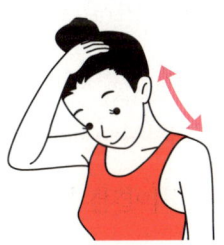

❻ 다음은 쇄골과 목의 림프를 이동시키는 스트레칭입니다.
양손의 손가락 두세 개를 쇄골 안쪽에 걸고, 몸의 중앙을 향해 피부만

살짝 밀어주는 느낌으로 스트레칭합니다. 3초 동안 천천히 밀어주고, 피부를 가만히 놓아주어 제 자리로 돌아오도록 합니다. 이를 3회 실시해주세요.

다음 목의 측면을 양손 전체로 감싼 후, 아래로 쓸어내립니다. 주르륵 미끄러지듯 하면 안 되고, 피부를 힘있게 밀어내리는 기분으로 해야 합니다. 다음은 피부가 제 자리로 돌아가도록 살짝 놓아주세요.

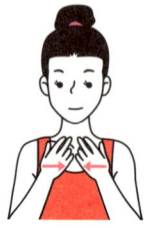 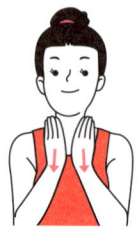

❼ 마지막으로 양손의 손가락을 가위 모양으로 만들어 귀에 끼웁니다. 손가락에 힘을 주어 아래쪽으로 피부를 3~5초간 당긴 후, 살짝 놓아 제 자리로 돌아가게 합니다.

다음엔 양손을 이용해 턱을 고이는 자세를 만든 다음, 손바닥을 이용해 귀 쪽위으로 피부를 밀어줍니다. 역시 3초 유지하고 제 자리로 돌아갑니다.

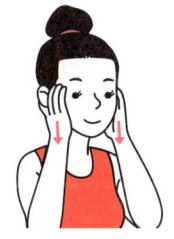 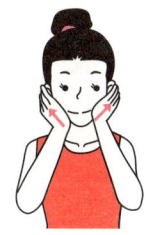

마지막으로 다시 손가락으로 가위를 만들어 귀에 끼우고, 쇄골 쪽으로 피부를 밀어내립니다. 밀어 내린 후엔 피부가 스스로 제 자리로 가도록 살짝 놓아줍니다. 목도 피부가 터미누스 방향으로 가도록 다시 한 번 아래로 내려줍니다. 쇄골 안쪽에 손가락을 넣고 압력 없이 피부만 중앙으로 밀어주고 역시 피부 스스로 제 자리로 가도록 놓아줍니다.

이상이 끝나면 세안과 칫솔질을 합니다.
칫솔질을 하는 중, 칫솔의 끝으로 어금니 뒤쪽 안쪽과 바깥쪽 근육 여러 곳을 꾹꾹 한번에 3~5초씩 눌러줍니다. 입 안쪽 근육들을 자극해 이완시키는 방법인데, 얼굴 비대칭 등이 있을 때 효과적입니다. 전문 센터에서는 라텍스 위생장갑을 낀 채, 입안에 손을 넣어 근막 이완을 시행하는데 본인이 집에서 매일 칫솔로 하는 것도 좋은 방법입니다.

저녁에는 TV를 보면서 이 세트를 시행해도 됩니다.

세안 후에는 목장갑을 끼고 목을 쓸어내리고, 귀에 걸은 채 다시 쓸어내리고, 얼굴 전체를 8자 모양으로 쓸어내리고, 다시 목과 쇄골을 가운데 방향으로 쓸어줍니다. 표층 림프의 순환이 활발해집니다.

만성 두통에 효과적인 스트레칭

스트레스를 받으면 두통이 시작되는 사람들이 있습니다. 두통이 생겼을 때도, 예방을 위해서도 좋은 방법을 알려드리겠습니다.

❶ 고개를 10도 정도 앞으로 숙이고, 양쪽 손바닥을 양 눈썹 윗부분_{전두근}에 댑니다. 근막층까지 내린다는 기분으로 압력을 주어 쭉 아래로 당겨주면 됩니다. 이때 손바닥이 피부에서 미끄러지지 않도록 주의해주세요. 3~5초간 이 상태를 유지하고 내려갔던 피부가 스스로 제자리로 가도록 살짝 손을 떼면 됩니다. 이것을 3회 반복합니다. 얼굴의 근막층이 두피까지 움직여, 정수리 부분이 시원해지는 것을 느낄 수 있습니다.

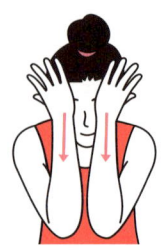

❷ 다음엔 양손을 관자놀이^{측두근} 부분에 대고 똑같은 방법으로 실시합니다. 밑으로 내렸을 뿐인데, 안색이 맑아지고 머리가 개운해집니다. 업무를 보다가 화장실에 들를 때마다 거울을 보고 해주면 좋습니다. 얼굴이 리프팅되는 효과도 있어 일거양득입니다.

마지막으로 손가락의 지문 부분을 이용해 두피 전체를 톡톡 두드려줍니다. 두드리다 보면 특별히 아픈 곳이 있을 것입니다. 안 좋은 장기를 진단하는 데도 유용한 방법입니다.

다음, 손가락 사이에 머리카락을 끼우고 당겨주는 방법도 있습니다.
머리가 난 방향^{모류}대로 살짝 당겨주면 됩니다. 정수리 쪽의 머리는 위쪽으로, 옆머리는 옆으로 당기면 됩니다. 당길 때는 5초간 유지하고, 너무 세게 당기지 않도록 주의합니다.

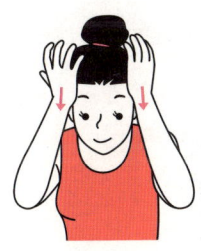 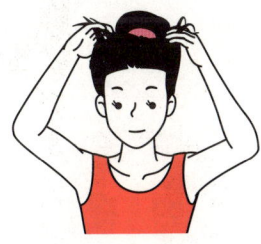

머리 반사구를 활용한 스트레칭

전문 테라피 센터에 가서 두피 관리를 받으면 몸 전체가 가뿐해집니다.

두피만 잘 만져주어도 여러 증상이 해소되는 이유는 머리에 전신의 "반사구"가 있기 때문입니다. "반사구"란 반사적으로 반응하는 지점이란 뜻입니다. 머리에는 몸의 각 장기와 부위에 대응되는 지점이 모여 있습니다. 반사구의 위치를 알고 싶다면 사진을 참조하시면 됩니다.

두피는 너무 물컹해도 너무 딱딱해도 좋지 않습니다. 매일 두피를 만지면서 특별히 찌르는 듯 아픈 부위가 있다면, 그 부분이 어떤 부위의 반사구인지 살펴보아야 합니다.

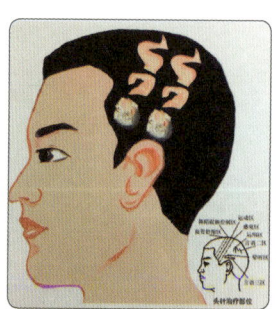
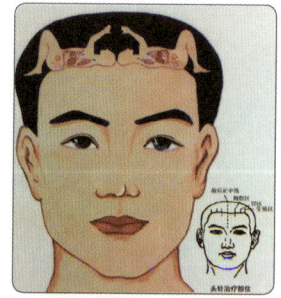
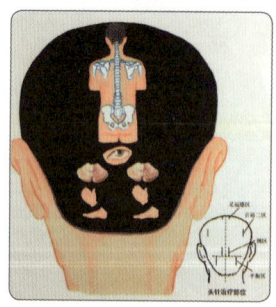
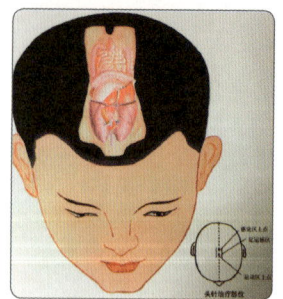

머리에 있는 반사구는 전신의 경락과도 일치합니다.

"독맥"은 꼬리뼈 밑에서 시작해, 등 중앙을 타고 올라가 뒷머리 중앙으로 간 다음, 정수리를 지나 얼굴 정중앙으로 내려와, 코 밑에서 끝납니다.

자세가 좋지 않아 등이 뻐근하거나 여기저기 통증이 있을 때, 인중에서부터 이마 중앙을 가로질러 정수리와 뒤통수까지 정중앙 선을 따라 엄지로 꾹꾹 3초씩 눌러주면 좋습니다.

머리 정중앙에서 손가락 한마디 정도 양옆_{눈 앞꼬리에서 이마로 올라가는 선이라 생각하면 쉽습니다}은 "방광경"이라는 경락선입니다. 엄지로 꾹꾹 눌러주면 스트레스를 풀어주고, 요통이나 신장에도 도움이 됩니다.

관자놀이_{측두} 쪽은 꾹꾹 눌러줘도 좋고, 손가락의 지문 부분으로 강하게 비비는 것도 좋습니다. 물론 톡톡 치는 것도 도움이 됩니다. 측두는 간과 연결되어 있습니다. 간이 피로해서 짜증이 나고 소화가 잘 안 될 때, 측두를 만져주는 것이 도움이 됩니다.

반사구는 누르거나, 비비거나, 톡톡 두드리는 것 모두 효과가 있습니다. 취침 전에 라벤더나 카모마일 오일을 손가락 끝에 살짝 찍어서 반사구를 꾹꾹 눌러주면 숙면을 취할 수 있습니다. 아침이라면 페퍼민트 오일이 좋습니다.

굵은 팔, 굽은 어깨를 해결하는 스트레칭

간단한 도구를 이용해 스트레칭하는 방법을 알려드리겠습니다.

가장 만만한 것이 봉입니다. 굳이 스트레칭용 봉이 없어도 됩니다. 플라스틱 밀대로도 충분하니까요. 타올을 봉 대신 사용해도 되지만 적어도 1미터 이상 되는 큰 타올을 사용하는 것이 좋습니다.

❶ 우선 발을 어깨 넓이로 벌립니다. 팔을 내린 채 어깨 넓이보다 넓은 간격으로(X맨의 포즈를 기억하시죠?) 봉을 잡습니다.

❷ 이제 봉을 천천히 위로 올리면 되는데, 어깨가 따라 올라가지 않도록 주의하세요. 절대 빨리 올리면 안 됩니다.

❸ 봉을 머리 위까지 수직으로 올렸다면, 천천히 뒤로 젖혀주세요. 이때는 턱을 앞으로 당기고 정면을 응시해야 합니다. 이 동작을 할 때는 숨을 내쉽니다. 최대한 젖힌 채, 10초 유지하고 제 자리로 돌아옵니다. 이렇게 총 3회 실시하면 됩니다.

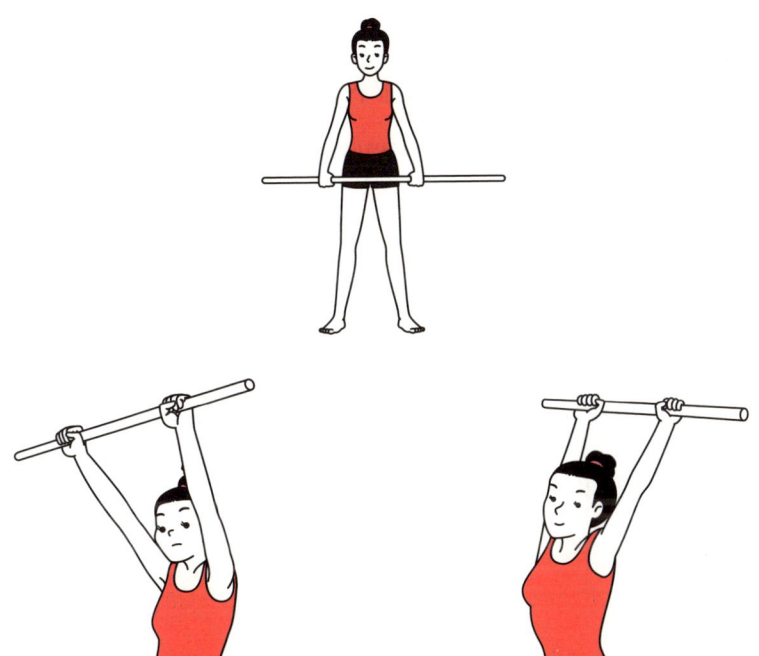

거북목인 사람, 목과 어깨 부위가 자주 아픈 사람, 겨드랑이^{액와 림프절}에 계란이 있는 듯 단단하게 굳은 사람, 관절이 굳어 팔이 안 올라가는 사람, 팔의 회전근개에 문제가 있는 사람 모두에게 좋은 운동입니다.

그러나 이 스트레칭 방법을 절대 써서는 안 되는 사람도 있습니다. 체조 선수처럼 어깨가 이미 뒤로 젖혀진 사람들입니다.

사무실에서는 기둥이나 출입구 벽을 이용하면 됩니다.

문이 달린 벽에 한쪽 팔을 직각으로 댄 채, 한쪽 다리와 가슴을 앞으로 내밀면서 몸의 한쪽을 늘여줍니다. 이때 양쪽 발바닥이 모두 땅에 붙도록 해야 합니다. 동작을 하면서는 숨을 내쉬며 열을 셉니다.

반대편 벽에서 반대쪽 몸도 풀어주세요. 화장실에 다녀올 때마다, 점심시간을 이용해 얼마든지 할 수 있는 방법입니다.

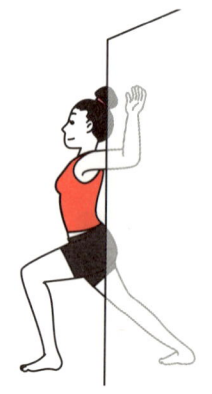 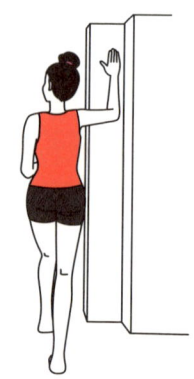

예쁜 다리를 만드는 내전근 스트레칭

예쁜 다리를 싫어하는 여자들은 없겠지요. 내전근 허벅지 안쪽을 운동시키면 다리 라인을 아름답게 만들 수 있습니다. 여성들은 보통 내전근이 수축, 긴장되어 있습니다. 아마 불편한 옷과 신발 때문이겠지요. 그런데 거꾸로 내전근이 너무 강화되어, 허벅지 안쪽이 불룩하고 셀룰라이트가 보이는 경우도 있습니다.

림프를 위해서라면 일단 옷장을 열어 기능적이지 않은 코르셋을 다 버리도록 합니다. 하의를 선택할 때도 서혜부 림프를 누르는 라인을 가진 것은 피하고 엉덩이를 충분히 감싸는 것을 선택합니다. 좋은 속옷 브랜드를 선택하는 기준이기도 하지요. 무조건 서혜부를 누르지 않는 디자인을 고르세요.

또 스타킹이나 레깅스는 그 자체만으로도 상당한 압력을 주므로, 팬티를 따로 입지 않는 것이 더 좋습니다. 팬티 라인까지 압력을 주어 미운 엉덩이를 만드는 원인이 되기 때문입니다. 팬티 라인을 가진 스타킹이나 레깅스 제품을 추천합니다.

그러면 지금부터 서혜부 림프가 잘 빠지도록 하는 스트레칭을 해보겠습니다.

❶ 단단히 바닥에 고정되는 의자에 한쪽 다리를 올리고 직각이 되도록 무릎을 세웁니다. 올린 발의 발바닥은 의자에 딱 붙여주세요. 손으로 무릎을 잡으면 동작이 더 쉬워집니다.

❷ 천천히 올린 다리 쪽으로 무게중심을 옮깁니다. 올린 다리의 무릎을 최대한 옆으로 밀어주면 됩니다. 이때 몸을 곧추 세우고 지탱하는 다리

가 구부러지지 않도록 주의합니다. 열을 세고 제 자리로 돌아오세요.

이 동작을 하면 서혜부에서 뭔가 후끈하면서 뜨거워지는 느낌이 나고 땀도 살짝 배어나게 됩니다. 효과가 있다는 뜻이지요. 앉아서 이 정도 각도로 다리 찢기를 하기는 어렵습니다. 자세도 나오지 않고 힘도 들지만, 이렇게 서서 하면 쉽고 효과적입니다.

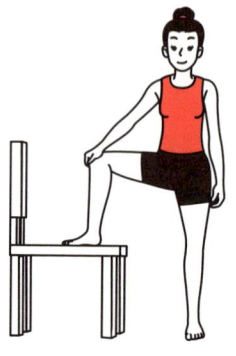 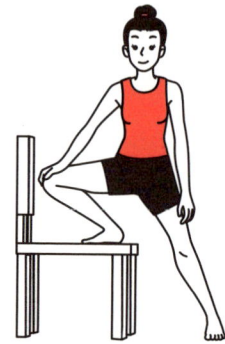

내전근 강화 운동

앞의 동작이 내전근을 이완하는 것이라면 내전근을 강화해주는 동작도 있습니다. 바로 고전적인 운동인 "스쿼트", 그 중에서도 다리를 벌리는 스쿼트입니다.

운동 방법은 대부분 아실 테지요. 엉덩이를 뒤로 빼고, 다리를 넓게 벌린 채 엉거주춤한 자세를 취하는 것입니다. 발끝 역시 옆쪽을 향하고 있어야 합니다. 팔꿈치로 다리를 벌려 주면서 숨을 내쉬며 10초간 유지합니다. 다음은 그 상태에서 양다리로 내 두 팔을 안으로 밀어줍니다. 5초간 힘을 주어 다리를 안으로 모아주세요.

지하철이나 사무실에서 아무도 모르게 할 수 있는 내전근 강화 운동도 있습니다.

곧게 선 상태에서 다리를 붙이고 항문을 조이면서, 발꿈치를 붙이는 것입니다. 단순하게 괄약근을 조이는 "케겔운동"과는 조금 다릅니다. 발꿈치와 무릎을 붙이기 위해 힘을 주는 것이 포인트이니까요.

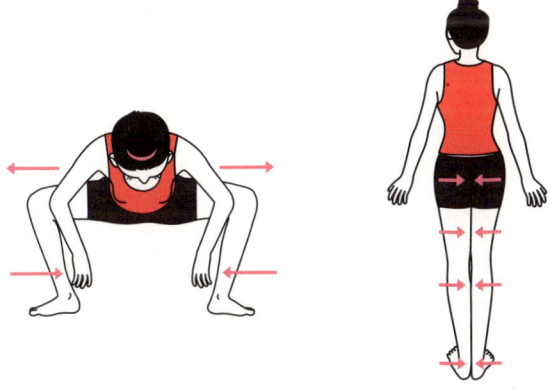

지금까지 내전근을 이완하는 방법과 강화하는 방법을 알려드렸습니다.

그런데 나의 경우는 이완해야 할지 강화해야 할지가 궁금하시죠?

우선 골반이 안으로 말려 있는 경우 내회전이라고 합니다 엔 내전근이 수축되어 있기 쉽습니다. 안짱다리이거나 누웠을 때 장골극^{골반뼈의 앞으로 튀어나온 부분}이 많이 튀어나오는 분들도 내전근이 수축되어 있습니다. 이완이 정답입니다.

반대로 골반이 밖으로 벌어지고^{외회전이라고 하지요} 발도 팔자로 벌어져 있다면 내전근이 늘어져 있기 쉽습니다. 이런 경우라면 스트레칭이 의미가 없습니다. 강화가 정답입니다.

자신의 상태를 더 간단히 체크할 수 있는 방법을 알려드리겠습니다. 아빠다리를 하고 발바닥끼리 맞대게 앉아보세요. 별 무리가 없이 할 수 있다면 '강화', 통증 때문에 자세를 취할 수 없다면 '이완'해야 합니다.

종아리 부종을 빼는 스트레칭

다음은 종아리 정맥을 운동시키는^{펌핑} 동작입니다.

종아리는 제2의 심장이라고 할 만큼 정맥과 림프 순환에 결정적 역할을 합니다. 종아리 운동을 위해서는 "가자미근"과 "승산혈"의 위치를 찾아야 합니다.

우선 발끝을 발레리나처럼 쭉 뻗은 채, 종아리 근육을 만져보세요. 근육이 두 개로 갈라진 것이 느껴질 것입니다. 그 근육이 "가자미근"이고 두 개의 근육 사이에 있는 혈점이 "승산혈"입니다.

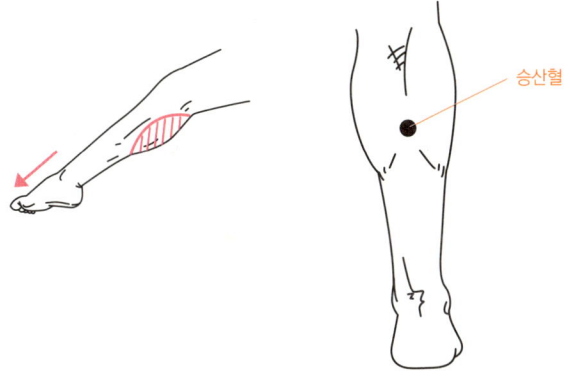

승산혈은 매우 중요한 혈점입니다. 이곳을 통해 심장으로 향하는 두꺼운 정맥이 들어가므로, 심장으로 보내는 펌프라 할 수 있습니다. 펌프를 가동하기 위해서는 제대로 걷는 것이 중요합니다. 발뒤꿈치부터 발바닥 전체가 바닥을 구르듯 닿게 걸어야, 정맥이 펌핑되어 혈액들이 심장을 향해 콸콸 흘러가게 되는 것이지요.

자, 그렇다면 승산혈을 어떻게 자극할까요? 간단합니다.
우선 등받이가 있는 의자를 준비해주세요. 의자에 앉아 한쪽 다리를 다른 쪽 다리에 양반다리 하듯 얹고, 엄지손가락으로 승산혈을 눌러주는 것입니다. 약간 통증이 느껴질 때까지 3초 이상 꾹 누르면 됩니다.
한쪽 다리를 했으면, 다른 쪽 다리도 똑같이 눌러줍니다.
그리고 나서 아킬레스 건을 쭉쭉 아래로 내려줍니다. 이렇게 해주면 하이힐 때문에 힘들었던 근막들이 재배치 됩니다. 만약 통증이 심하다면, 이미 근막이 수축되고 짧아져 있다고 봐야 합니다.

하이힐은 종아리의 근막을 구겨지게 합니다. 그러니 혈액이나 림프가 정체되어 종아리가 굵어질 수밖에 없겠죠. 높은 구두를 신으면 우선 예뻐 보일 수는 있지만, 허리를 펴려고 배를 앞으로 내밀게 되므로 등이 굽게 되고 전체적으로 체형이 흐트러지게 되는 것입니다.

다음엔 일어나서 의자 등받이 뒤로 갑니다.

등받이를 잡고 한쪽 다리를 앞으로 내밀어 무릎을 구부리고, 다른 다리는 뒤로 뻗습니다. 뒤로 뻗는 발은 발바닥이 바닥에서 떨어지지 않도록 주의하세요. 이때 허리는 곧게 펴고 턱은 당겨줍니다. 종아리 근육이

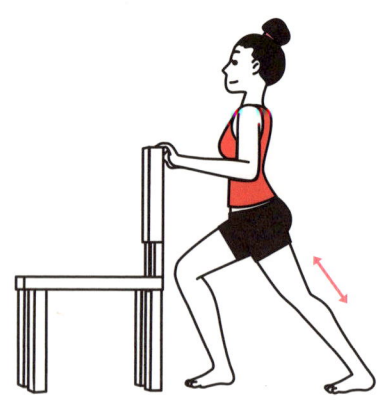

많이 당기는 것이 느껴질 것입니다. 천천히 숨을 내쉬면서 10초 유지합니다. 다음엔 발을 바꾸어 똑같이 스트레칭해줍니다.

앉아서 하는 방법, 서서 하는 방법을 양 다리에 각 10회씩만 해주면 신기하게도 종아리 부종이 사라집니다. 종아리가 무거울 때마다 반복해서 하면 됩니다. 가정에서는 식탁이나 테이블을 이용해도 됩니다.

이 책을 시작하면서 끝낼 때까지 제가 독자들에게 말하고 싶었던 것은 결국 생활 속에서 원칙을 지키고 자기 몸을 아끼고 수련하는 것이 건강을 지키는 일이라는 것입니다.

밤과 낮이 있고 해와 달이 있는 이유를 깊이 이해하는, 자연을 거스르지 않는 라이프스타일을 수련한다면 자신에게 주어진 삶을 건강하게 즐길 수 있을 것입니다.

삶의 질은 그 누구도 아닌 자신이 만들어 가는 것임을 잊지 않기를 당부 드립니다.

부록1
자신의 체질을 알아보는 설문지

아래 항목 중 자신에게 해당되는 문장의 번호에 동그라미를 해보세요.

A

1. 상체가 하체보다 크다.
2. 어깨가 넓은 편이다.
3. 성격이 다혈질이라는 소리를 많이 듣는다.
4. 싫은 것은 싫다고 말한다.
5. 피부에 피지가 있는 편이다.
6. 피부색이 약간 검다.
7. 근육이 있는 편이다.
8. 피로함을 잘 느끼지만 부지런한 편이다.

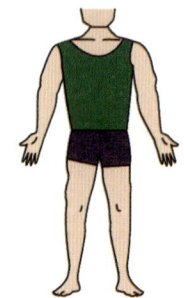

B

1. 전체적으로 키에 비해 체격이 큰 편이다.
2. 어릴 때부터 하체에 근육이 많다.
3. 건강한 편이다.
4. 땀을 흘리고 나면 개운하다.
5. 얼굴이 갸름하지는 않다
6. 모험보다는 안정적인 것이 좋다.
7. 공기가 좋지 않은 곳에 있으면 갑갑하다.
8. 힘든 일을 하면 그만큼 쉬어 주어야 한다.

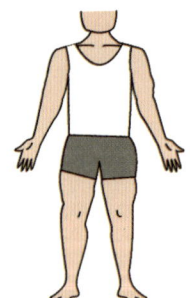

C

1. 하체보다는 상체가 큰 편이다.
2. 다리가 부실하다는 소리를 많이 듣는다.
3. 운동 혹은 취미생활을 꾸준히 하지 못한다.
4. 감각적이고 예민하며 촉이 발달했다.
5. 소화력이 좋고 미식가이다.
6. 아침에 얼굴이 잘 붓는다.
7. 집에 있으면 한없이 늘어지는데 외출하면 쌩쌩하다.
8. 아침에 일어나기 힘들고 저녁이 되면 쌩쌩하다.

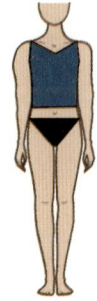

D

1. 상체보다 하체가 큰 편이고 골반이 발달했다
2. 전체적으로 마른 편이지만 다리에 부종이 있다.
3. 얼굴이 갸름한 편이다.
4. 지구력이 있다는 소리를 들으나 체력은 정말 없다.
5. 행동보다는 생각을 많이 한다.
6. 소화가 느린 편이고 땀이 잘 안 난다.
7. 사우나 같은 곳에서 땀을 흘리면 지친다.
8. 예민하지만 신중하다.

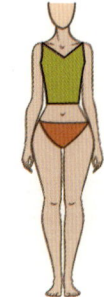

동그라미를 한 항목의 숫자를 더해 보세요.
A의 개수가 많으면 태양인, **B**의 개수가 많으면 태음인, **C**의 개수가 많으면 소양인, **D**의 개수가 많으면 소음인입니다.

부록2
히포크라테스 형태학에 따른 설문지

다음에 해당하는 부분에 동그라미 해주세요

체형	전체적으로 큰 체형	건장한 체격, 두꺼운 허벅지	균형 잡힌 역삼각형	마르고 긴 체형
근육	거의 없음	크고 단단함, 잘 발달됨	보기 좋을 정도로 발달	힘줄이 많고 야위고 긴장되어 있음
얼굴형	동그라미형	육각형의 타원형 (계란형) 광대뼈 발달	사각형	역삼각형
입술	두꺼움	넓음	통통함	얇은 편
피부	창백함	불그스름한 흰색	노스르름한 색	창백한 노란색
어깨	좁고 처짐	넓고 약간 처짐	넓고 바르다	좁고 작으며 긴장되어 늘 등과 어깨가 아픔
가슴	발달되어 있으나 탄력 없음	둥글고 잘 발달됨	평균 크기	작음
성격	생기가 없으며 피로를 잘 느낌, 온순한 편	활발하고 사교적이며 느긋함	급하고 화를 잘 내지만 절제력 있음	내성적이고 사람들과 어울리지 못함, 체력이 약함
갯수	A	B	C	D ....

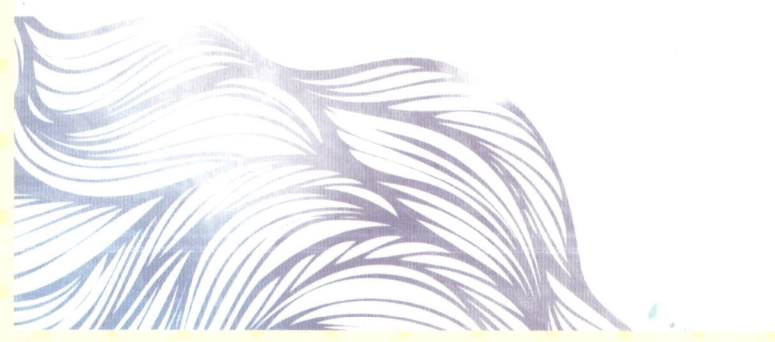

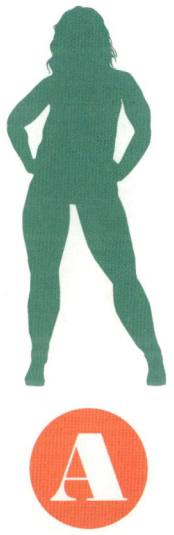

A
림파틱
림프 순환 지배형

- 림프 순환 기능 저하로 부종이 생기기 쉬움
- 무릎 아래쪽부터 발목까지도 많이 부어 있는 편
- 신진대사 기능이 저하되기 쉬움
- 호르몬의 문제로 갑상선, 췌장 활동 저하
- 부종형 셀룰라이트의 생성 쉬움

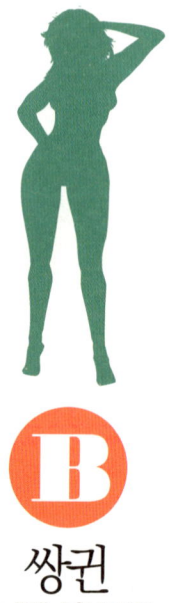

쌍권
정, 동맥 순환 지배형

- 동맥에 비해 정맥 순환이 저하되어 노폐물 운반 속도 느림
- 독소 배출이 안 되어 조금만 먹어도 살이 찌는 듯 보임
- 정맥류가 보이며 발목은 날씬한 경우가 많지만 점차 굵어짐
- 표피가 얇으며 건조와 트러블이 자주 나타남
- 혈관이 잘 올라오며 셀룰라이트 생성이 쉬움

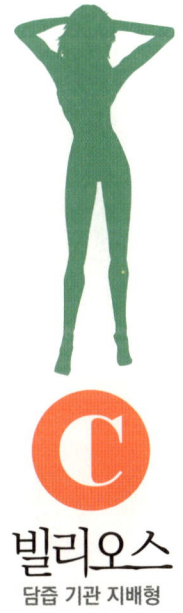

빌리오스
담즙 기관 지배형

- 전반적으로 지방보다는 근육이 많고 건장해 보이는 체형
- 표면적으로는 건강한 체형이지만 피하지방이 많이 생기거나 여드름이 나타나기도 함(피지 생성이 잘 됨)
- 식욕이 왕성하며 복부 팽창감이나 변비가 잘 생김

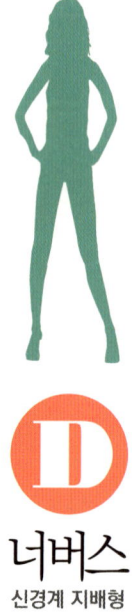

D
너버스
신경계 지배형

- 신경이 예민하고 근육이 긴장되기 쉬운 체형
- 어깨가 좁고 가슴이 덜 발달한 경우가 많음
- 아드레날린 호르몬의 영향으로 마른 체형이 많음
- 위가 작고 소화 기능이 떨어짐(위염, 경련이 생길 위험 높음)

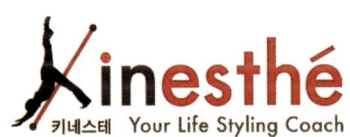

kinesthe: Life Styling Coaching

'키네스테'는 '운동'과 '에스테틱'이 결합된 융합 브랜드입니다.
림프 테라피 역시 키네스테에 해당됩니다. 림프가 운동에너지를 가지고 있기 때문입니다.

• 추천사 •

건강한 아름다움, 그 핵심은 원활한 흐름에 있다. 체내의 독소가 배출되는 통로인 림프의 존재와 그 중요성을 누구보다 빨리 알아차리고 임상에 적용한 그녀의 경험과 깨달음, 그래서 얻게 된 지혜를 우리는 이 한 권의 책에서 만날 수 있다.

황미진 | 하나유외과 원장, 기능의학 전문, 유방외과 전문의, 교감신경연구회 이사

나는 평소 의학 지식과 건강 실천의 융합을 중요하게 생각한다. 뛰어난 이론이라도 실천이 뒷받침되지 않으면 공염불이며 매력적인 실천이라도 증거가 뒷받침되지 않으면 독배가 될 수 있다. 의학의 딱딱함과 건강법의 증거 불충분을 극복하기 위해서 의학과 건강관리의 경계 허물기와 화학적 융합이 필요하며, 그 중심에 전문가들이 있다.
건강관리법에서의 과학적 지식 추구와 대중적 확산의 최전선에 서 있는 박정현 원장은 이 책을 통하여 림프라는 미지의 생명 도로에 친절하고도 상세한 도로표지판을 빈틈없이 설치하였다. 무수한 임상 경험을 바탕으로 저술된 이 책은 불확실한 정보가 넘쳐나는 건강 대륙에서 통증과 부종, 셀룰라이트 없는 건강 수명의 오아시스로 여러분을 안내하는 믿을 수 있는 나침반이 되어줄 것이다. 건강의 최고 덕목은 쉽게 할 수 있는 중요한 것을 꾸준히 하는 것이라는 평범한 진리를 이 책을 읽어 내려가면서 자연스레 체화하게 될 것이다.

박민수 | 서울ND의원 원장, 가정의학전문의, 『마흔 건강』『새싹다이어트』 저자

방송에서 영어를 가르치는 일을 대표 직업으로 삼은 지 20년이 넘었지만, 늘 그랬듯 저는 지금도 다양한 언어, 음식, 음악과 같은 문화 그리고 특히 이야기에 많이 설레고 푹 빠져든다. 특히 깨달음을 주는 아하(Aha)로 가득한 이야기는 제게 지극한 행복감을 만들어준다. 박정현 원장님의 건강에 관한 이야기는 궁금한 건강 지식을 탁월한 비유로 쉽게 풀어주었을 뿐만 아니라 Aha!를 느끼게 하는 지혜, 그녀의 삶에 대한 철학, 그리고 일상생활에서 바로 실천해 볼 수 있는 팁으로 가득하다. 책을 읽고 난 지금 지극히 행복함을 고백한다.

이근철 | KBS FM 굿모닝팝스 진행자

림프는 우리 몸의 하수도, 많이 먹지 않고 늘 다이어트를 하는데도 '마른 비만'과 '저주받은 하체'를 가졌다면 림프 시스템을 점검해야 한다. 림프가 막히면 독소 배출이 되지 않고 부종, 만성 통증이나 수면 장애, 우울, 폭식까지 이어질 수 있다. 제가 정신과 의사로서 심리적인 허기에 주목하여 비만 치료를 진행했다면, 이 책의 저자 박정현 교수는 일찍이 림프와 셀룰라이트에 주목하여 체형 치료에 앞장서 왔다.

현대인의 가장 큰 문제, 순환! 아무리 다이어트 식단과 운동을 규칙적으로 유지해도 배출이 되지 않는다면 다이어트에 성공할 수 없다. 림프는 전신적인 건강의 문제로 병으로 이어질 수 있다. 병은 전문가의 치료가 필요하며, 이 책에 저자의 철학과 함께 잘 정리된 라이프스타일을 실천에 옮긴다면 스스로 자신의 건강을 관리하는 데 큰 도움이 될 것이다.

유은정 | 좋은클리닉 원장, 『그래서 여자는 아프다』『나는 초콜릿과 이별 중이다』저자

현대 의학은 유전자 진단, 줄기세포 치료, 맞춤형 첨단의학의 세계에 진입하기 시작했지만, '건강한 아름다움'의 측면에서는 여전히 아쉬운 것이 '치유의 손길'이라고 믿는다. 모든 병의 근원인 스트레스 호르몬을 낮추고, 경직되고 정체된 몸과 마음을 달래어 치유하기 시작하는 시점이 바로 테라피스트의 따뜻한 마음과 손이다. 임상의 현장에 있는 저로서도 이론과 실제에 있어 확신할 수 없는 부분들이 있어, 언제나 업데이트된 지식과 다른 치료자의 객관적 증례에 관심이 많다. 환자들에게 추천해줄 수 있는 더 나은 치유법들이 절실한 현실에서, 직접 경험으로 누구보다 자신 있게 권할 수 있는 체계적인 시스템과, 누구도 흉내 낼 수 없는 박정현 대표님의 건강과 아름다움에 대한 열정, 기본에 충실한 조화로움이 만들어낸 이 책 '림프의 기적'을 통해 더 정확하고 신뢰할 수 있는 헬스케어의 세계가 열릴 것이라 기대한다.

전은영 | 리비타 클리닉 원장, 독일 인지학 의학 한국지부 자문의

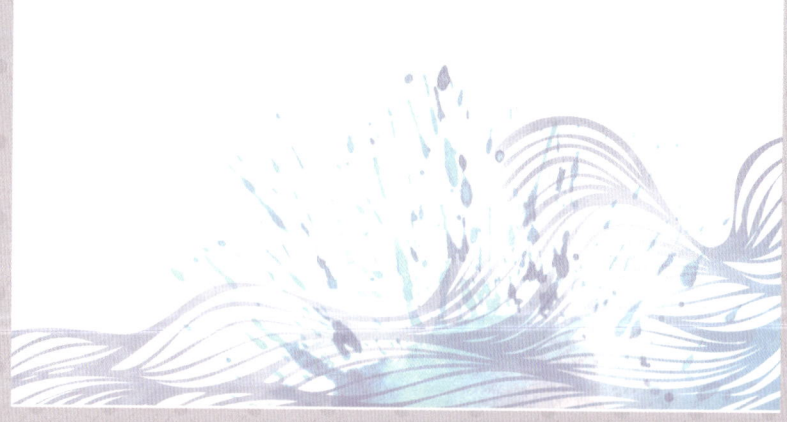

당신은 언제나 옳습니다. 그대의 삶을 응원합니다. - 라의눈 출판그룹

림프의 기적

초판   1쇄 | 2015년 3월 7일
       8쇄 | 2024년 9월 1일

지은이 | 박정현
펴낸이 | 설응도   편집주간 | 안은주   영업책임 | 민경업
디자인 | 박성진   일러스트 | 조규상·조연희

펴낸곳 | 라의눈

출판등록 | 2014년 1월 13일 (제 2019-000228 호)
주소 | 서울시 강남구 테헤란로 78 길 14-12(대치동) 동영빌딩 4 층
전화 | 02-466-1283   팩스 | 02-466-1301

문의 (e-mail)
편집 | editor@eyeofra.co.kr
마케팅 | marketing@eyeofra.co.kr
경영지원 | management@eyeofra.co.kr

ISBN : 979-11-86039-50-2 13510

이 책의 저작권은 저자와 출판사에 있습니다.
저작권법에 따라 보호를 받는 저작물이므로 무단전재와 복제를 금합니다.
이 책 내용의 일부 또는 전부를 이용하려면 반드시 저작권자와 출판사의 서면 허락을
받아야 합니다.

하루 15분, 기적의 림프 스트레칭

라의눈

차례

01 온몸의 노폐물 털어내기: 몸이 가벼워지는 털기 체조 … 6

02 횡격막을 이완하여 복부를 날씬하게 … 8

03 늑골 주변 단단한 근육을 이완하여 러브핸들 빼기 … 10

04 바르게 걷기를 통한 정맥펌프로 다리부종 빼고 휜 다리도 교정 … 12

05 예쁜 다리를 만드는 내전근 스트레칭 … 14

06 내전근 강화로 탄력 있는 허벅지 만들기 … 16

07 종아리 부종 빼는 스트레칭 … 18

08 종아리 정맥펌프 … 22

09 탄탄한 힙 & 허벅지 셀룰라이트 예방법 … 24

10 굵은 팔, 굽은 어깨를 해결하는 스트레칭 … 28

11 가늘고 아름다운 팔 만들기 & 겨드랑이 예쁘게 만들기 … 32

12 손목과 손가락 부기 빼기 … 34

13 얼굴이 작아지는 V라인 스트레칭 & 턱관절 운동하기 ⋯ 36

14 림프 목체조 ⋯ 38

15 쇄골미인 만들기 ⋯ 42

16 이중턱 없애기 ⋯ 44

17 얼굴 전체 부종 빼기 ⋯ 48

18 SOS 부은 눈 부기 빼기 ⋯ 50

19 구강내 근막과 근육이완으로 비대칭얼굴 고치기 ⋯ 52

20 만성 두통에 효과적인 스트레칭 ⋯ 54

21 오장육부가 활성화되는 반사구 프레스(압박)기법 ⋯ 56

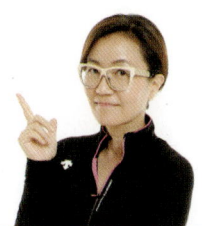

하루 15분이면
부기가 빠지고 라인이 달라집니다!

우리 몸의 하수구 역할을 하는 림프는 중요한 기관이지만
스스로 움직이는 능력은 뛰어나지 않습니다.
근육이 펌핑될 때, 혹은 스트레칭이 되었다가 제자리로 돌아올 때
근육과 함께 흐름이 좋아지는 순환기관이라 할 수 있습니다.
지금부터 림프의 운동성을 증대해 순환이 잘 되도록 만드는
'림프체조'라는 이름의 스트레칭과 테라피를 소개해드리겠습니다.

01

온몸의 노폐물 털어내기
: 몸이 가벼워지는 털기 체조

How to Exercise

1 최대한 몸에서 힘을 빼고 다리를 어깨 넓이로 벌리고 양팔을 툭 떨어뜨립니다. 이 자세가 해부학적 자세입니다.

2 몸에 있는 노폐물을 털어버린다는 느낌으로 온몸에 힘을 빼고 무릎을 굽히면서 털어냅니다. 팔은 물기를 털 듯이 툭툭 밑으로 떨어뜨립니다.

온몸의 노폐물을 털어냅시다. 시간 날 때마다 하세요!

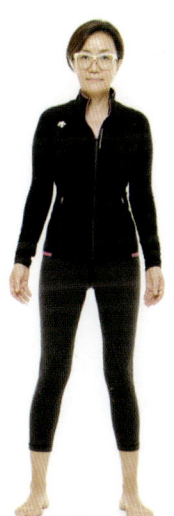

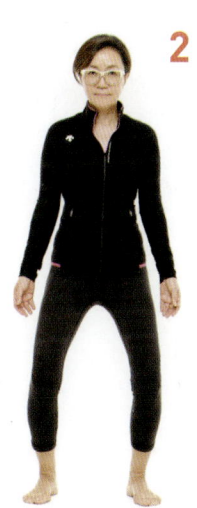

02

횡격막을 이완하여 복부를 날씬하게

호흡을 통해 횡격막의 움직임을 좋게 만들어 장기를 마사지할 수 있도록 유도하면 복부에 정체된 림프를 빠르게 흡수시킬 수 있습니다.

How to Exercise

1 다리를 어깨넓이만큼 벌리고 늑골 안쪽에 손가락을 갖다댑니다.

2 몸을 앞으로 숙이면서 숨을 내쉬며 양손을 찌르듯이 늑골 안쪽으로 넣어 양옆으로 문질러줍니다.

횡격막이 경직되거나 주변근육이 경직되면 하체에서 올라오는 림프가 잘 흐르지 못해요!

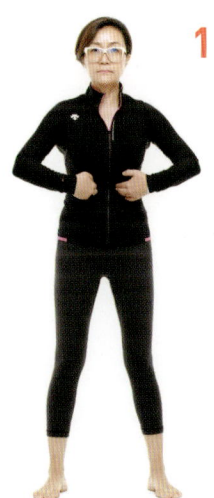

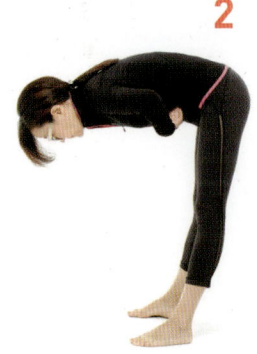

03

늑골 주변 단단한 근육을 이완하여 러브핸들 빼기

늑골 주변의 긴장된 근육은 횡격막의 움직임을 저하시켜 호흡을 방해합니다. 호흡이 잘 안 되면 복부림프가 잘 빠지지 못해 배가 나오고 살이 찝니다.

How to Exercise

1 다리를 어깨넓이만큼 벌리고 복식호흡을 하면서 날숨에 늑골 끝부분을 바깥쪽으로 집게처럼 잡아 늘립니다.

 복식호흡만 잘해도 뱃살 관리가 된답니다!

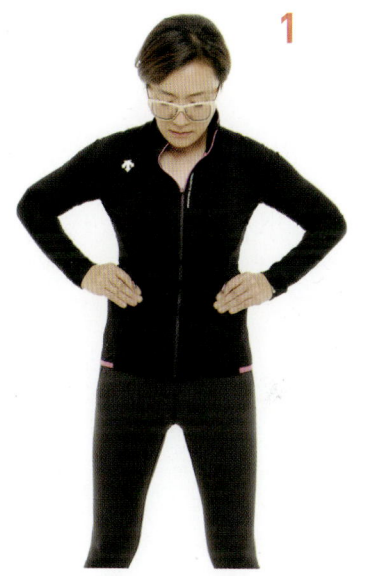

04

바르게 걷기를 통한 정맥펌프로 다리부종 빼고 휜 다리도 교정

모든 동물 중 유일하게 기립하는 인간에게, 발은 매우 중요한 부위입니다.
발에 문제가 있으면 발목, 골반, 허리, 목 등 몸 전체가 뒤틀리는 것이지요.

How to Exercise

1 바닥에 테이프를 3미터 정도 붙여두고 테이프를 잘 밟으면서 시선은 정면을 향하고, 턱은 살짝 당기고 발뒤꿈치부터 닿도록 발을 굴리면서 걷기를 합니다. 3미터를 왕복으로 서너 번 반복해서 천천히 걷습니다.

 허리를 곧게 펴고 뒤꿈치부터 발바닥, 발가락까지 순차적으로 닿도록, 땅에 굴리는 기분으로 걸어 보세요!

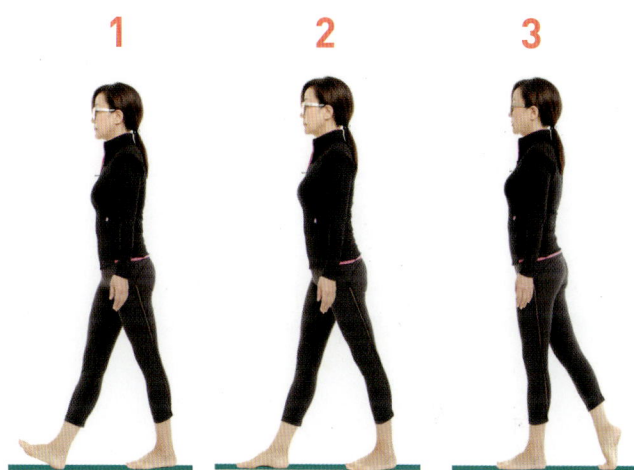

05

예쁜 다리를 만드는 내전근 스트레칭

내전근(허벅지 안쪽)을 운동시키면 다리 라인을 아름답게 만들 수 있습니다. 강화와 스트레칭 동작을 알려드릴게요.

How to Exercise

1 바닥에 단단히 고정되는 의자에 한쪽 다리를 올리고 직각이 되도록 무릎을 세웁니다. 올린 발의 발바닥은 의자에 딱 붙여주세요. 손으로 무릎을 잡으면 동작이 더 쉬워집니다.

2 천천히 올린 다리 쪽으로 무게중심을 옮깁니다. 올린 다리의 무릎을 최대한 옆으로 밀어주면 됩니다. 이때 몸을 곧추 세우고 지탱하는 다리가 구부러지지 않도록 주의합니다. 열을 세고 제자리로 돌아오세요.

3 매트위에서 한쪽다리를 접어 ㄱ자를 만들고 또다른 다리는 쭉 펴서 바닥에 쭉 붙일 듯이 길게 스트레칭합니다. 보통 양쪽으로 다리 찢기를 하면 잘 안되고 힘이 들지만 이렇게 하면 보다 쉽고 동작이 잘 됩니다. 이 동작은 내전근을 스트레칭하는 동작입니다.

내전근 관리만 잘해도 셀룰라이트가 예방된답니다!

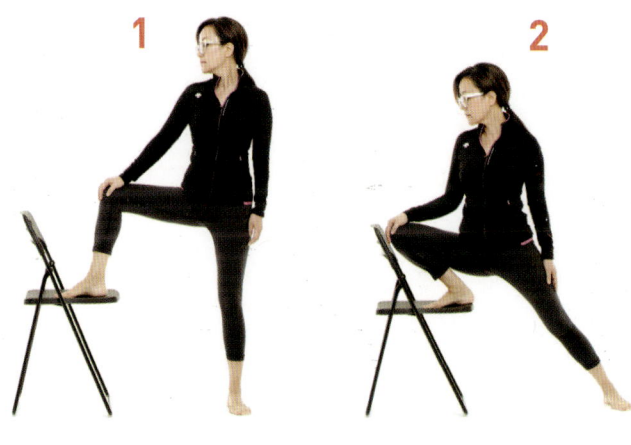

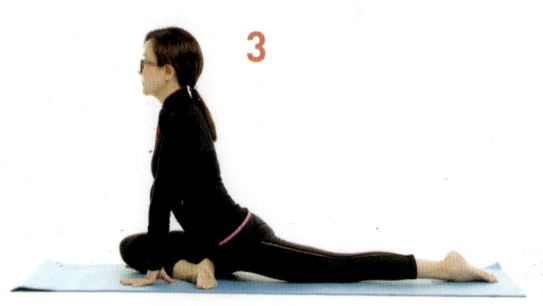

06

내전근 강화로 탄력 있는 허벅지 만들기

내전근을 강화해주는 고전적인 운동, 바로 '스쿼트'입니다. 다만 내전근 운동을 위해서는 다리를 벌리는 스쿼트를 해야 합니다.

How to Exercise

1 엉덩이를 뒤로 빼고, 다리를 넓게 벌린 채 엉거주춤한 자세를 취하는 것입니다. 팔꿈치로 다리를 벌려 주는 것과 동시에 숨을 내쉬면서 10초간 유지합니다.

2 그 상태에서 양다리로 두 팔을 안으로 밀어줍니다. 이 동작은 강화입니다. 이 때는 5초간 힘 있게 다리를 안으로 모으는 것입니다.

3 지하철이나 사무실에서 아무도 모르게 할 수 있는 내전근 강화 운동도 있지요. 곧게 선 상태에서 다리를 붙이고 항문을 조이면서, 발꿈치를 붙이는 것입니다. 단순하게 괄약근을 조이는 '케겔운동'과는 조금 다릅니다. 발꿈치와 무릎 뒤꿈치 3포인트를 조이는 것입니다. 붙이기 위해 힘을 주는 것이 포인트입니다.

 스트레칭은 10초! 강화는 5초! 잊지 마세요!

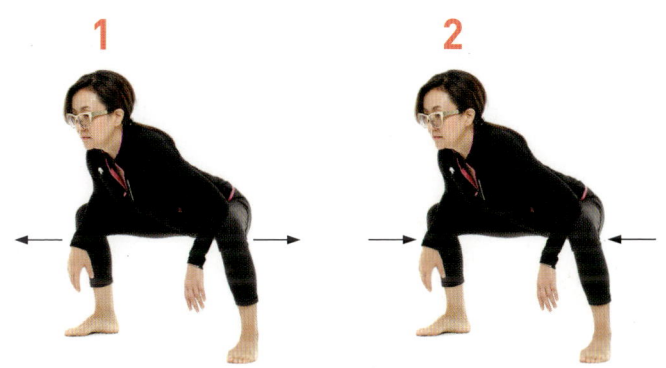
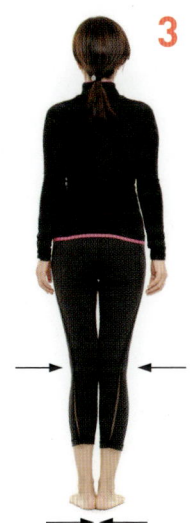

07

종아리 부종 빼는 스트레칭

종아리는 제2의 심장이라고 할 만큼 정맥과 림프 순환에 결정적 역할을 합니다. 종아리 운동을 위해서는 '가자미근'과 '승산혈'의 위치를 찾아야 합니다.

How to Exercise

1 승산혈 찾기: 다리를 의자 위에 올리고 발레리나 다리를 하여 가자미근을 서게 만듭니다. 두 개로 갈라지는 종아리 근육 사이에 승산혈이 있습니다.

2 승산혈 자극: 의자에 앉아 한쪽 다리를 다른 쪽 다리에 양반다리 하듯 얹고, 엄지손가락으로 찾아둔 승산혈을 눌러주는 것입니다. 약간 통증이 느껴질 때까지 3초 이상 꾹 눌렀다 뗍니다.

3 아킬레스건 늘려주기: 승산혈 누르기가 끝나고 나면 아킬레스건을 엄지와 검지로 잡아 뒤꿈치 방향으로 쭉쭉 밀어줍니다. 하이힐로 짧아진 아킬레스건이 늘어납니다.

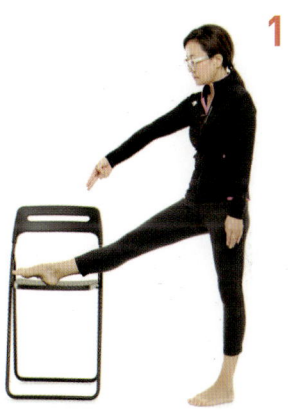

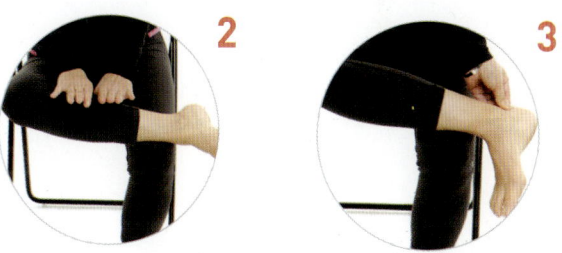

4 발 스트레칭: 발을 잡고 직각방향과 양측 사선방향으로 쭉 누르면서 늘려줍니다.

5 발가락 꺾기: 손바닥으로 발가락만 10초간 꺾어줍니다.

 발끝을 포인했을 때, 종아리 두 개로 갈라진 근육이 '가자미근'이고 두 개의 근육 사이에 있는 혈점이 '승산혈'입니다!

4

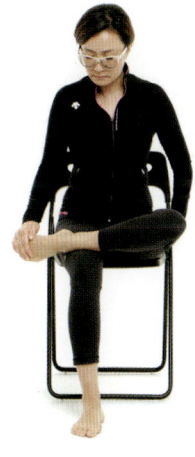 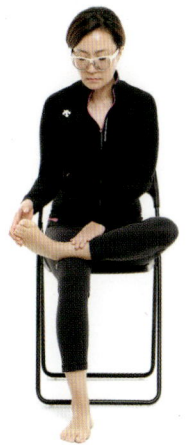

5

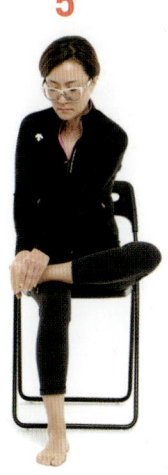

08

종아리 정맥펌프

뒷다리 근육(햄스트링)과 종아리 근육인 족저근, 비복근, 가자미근을 스트레칭하여 정맥의 심장순환과 림프순환을 도와 날씬한 종아리를 만듭니다.

How to Exercise

1 의자 등받이 뒤로 갑니다. 등받이를 잡고 한쪽 다리를 앞으로 내밀어 무릎을 구부리고, 다른 다리는 뒤로 뻗습니다. 뒤로 뻗는 발은 발바닥이 땅에서 떨어지지 않도록 주의하세요. 이때 허리는 곧게 펴고 턱은 당겨줍니다. 종아리 근육이 많이 당기는 것이 느껴질 것입니다. 천천히 숨을 내쉬면서 10초 유지합니다.

 언제 어디서나 생활 속에서 하루에도 몇번씩!!

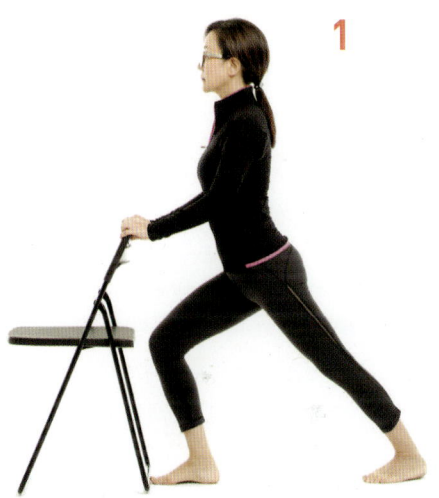

1

09
탄탄한 힙 & 허벅지 셀룰라이트 예방법

대둔근, 소둔근, 이상근 등 외회전근을 늘려서 예쁜 엉덩이를 만들고 대퇴방형근을 늘려 허벅지 외측의 긴장을 풀어주어 순환을 도와줌으로써 승마형 셀룰라이트를 예방합니다.

How to Exercise

1 의자에 똑바로 앉아 한쪽 다리를 다른쪽 무릎에 직각이 되게 얹습니다.
2 천천히 팔을 내리며 몸을 앞으로 기울입니다. 이때에 등의 하부 광배근과 하부 승모근도 함께 스트레칭되어 허리에도 도움이 됩니다.

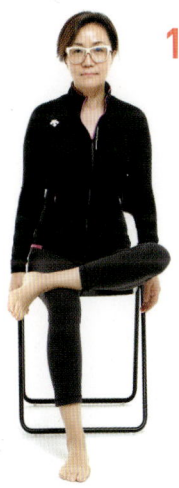

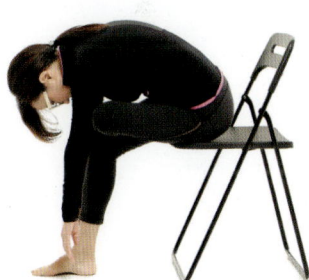

3 이번에는 테이블이나 침대에 한쪽 다리를 90도로 올립니다.

4 종아리 외측을 테이블 표면에 평평하게 눕혀서 댑니다. 다른 쪽 다리는 곧게 펴고 햄스트링(다리 뒷면 근육)을 늘려줍니다.

5 몸통을 구부려 폴더를 접는 것처럼 다리 위로 엎드립니다. 다리를 점점 높게 올리면 난이도가 더 높은 스트레칭이 됩니다.

 양쪽을 해보아 불편한 쪽은 여러 번 반복하세요! 골반교정도 잘 된답니다!

3

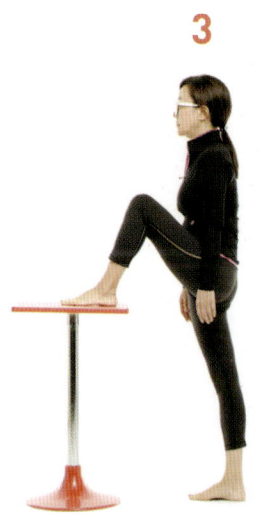

4

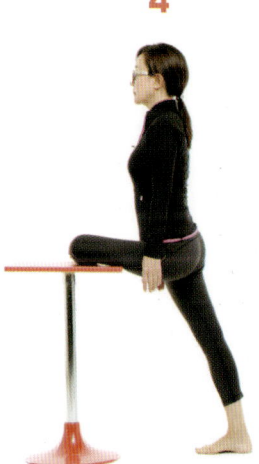

5

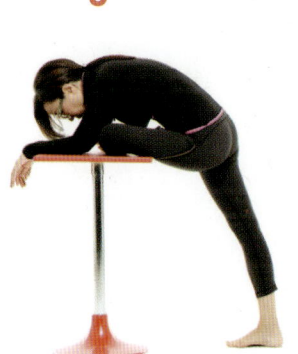

10

굵은 팔, 굽은 어깨를 해결하는 스트레칭

거북목인 사람, 목과 어깨 부위가 자주 아픈 사람, 겨드랑이(액와 림프절)에 계란이 있는 듯 단단하게 굳은 사람, 관절이 굳어 팔이 안 올라가는 사람, 팔의 회전근개에 문제가 있는 사람 모두에게 좋은 운동입니다.

How to Exercise

1 우선 발을 어깨 넓이로 벌립니다. 팔을 내린 채 어깨 넓이보다 넓은 간격으로 (X맨 기억하시지요?) 봉을 잡습니다.

2 이제 봉을 천천히 위로 올리면 되는데, 어깨가 따라 올라가지 않도록 주의하세요. 절대 빨리 올리면 안 됩니다.

3 봉을 머리 위까지 수직으로 올렸다면, 천천히 뒤로 젖혀주세요. 이때는 턱을 앞으로 당기고 정면을 응시해야 합니다. 이 동작을 할 때는 숨을 내쉽니다. 최대한 젖힌 채, 10초 유지하고 제자리로 돌아옵니다. 이렇게 총 3회 실시하면 됩니다.

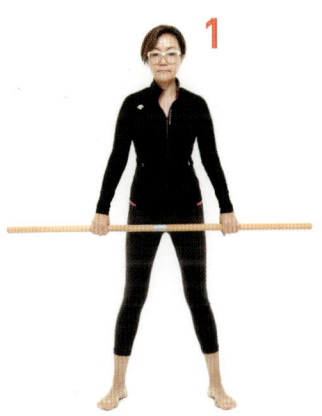
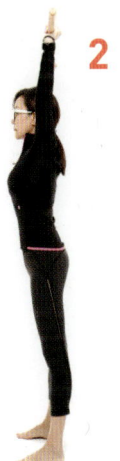
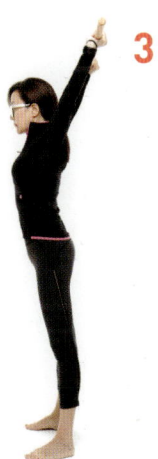

4 사무실에서는 기둥이나 출입구 벽을 이용하면 됩니다. 문이 달린 벽에 한쪽 팔을 직각으로 댄 채, 한쪽 다리와 가슴을 앞으로 내밀면서 몸의 한쪽을 늘여 줍니다.

5 이때 양쪽 발바닥이 모두 땅에 붙도록 해야 합니다. 동작을 할 때는 숨을 내 쉬며 열을 셉니다.

 절대 무리하게 하면 안됩니다. 되는 만큼만으로 시작하세요!

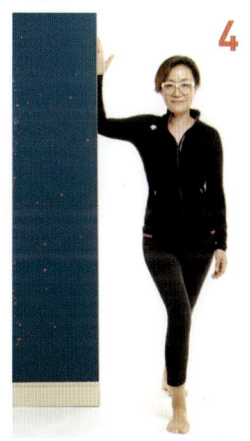

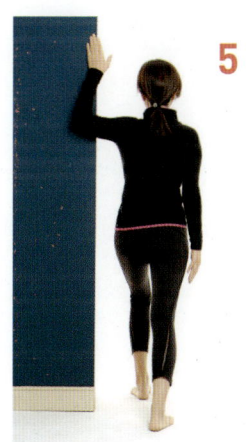

11

가늘고 아름다운 팔 만들기 & 겨드랑이 예쁘게 만들기

액와(겨드랑이)는 가슴쪽과 팔의 림프가 흘러들어가는 중요한 허브입니다. 팔 내측과 가슴 외측의 림프를 겨드랑이로 잘 드레니지시키면 아름다운 라인을 만들 수 있습니다.

How to Exercise

1 팔 내측에서 겨드랑이 방향으로 피부를 끌었다가 약 5초 후 놓아줍니다. 팔 접히는 부분에서부터 순차적으로 겨드랑이 쪽으로 펌프하듯이 시행합니다.

2 가슴을 4등분하여 외측 부분의 피부도 반원을 그리듯이 천천히 액와 방향으로 이동시킵니다.

 이 동작은 힘을 완전히 빼고 피부만 밀 듯이 하세요!

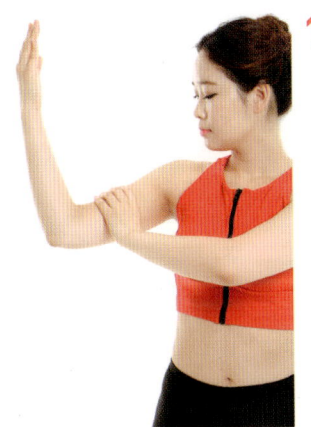

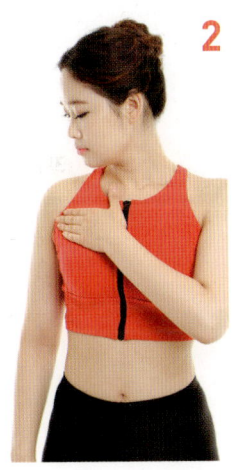

12
손목과 손가락 부기 빼기

손목과 손가락 부종을 빼기 위해서는 손목을 먼저, 손가락을 나중에 천천히 액와 림프절(겨드랑이) 방향으로 신장시키는(미는) 동작을 합니다.

How to Exercise

1 손목을 다른 한손으로 피부만 잡고 아래 방향으로 쭉 늘렸다가 살짝 놓습니다.

2 손가락 사이사이를 찢듯이 벌려줍니다.

3 관절 하나하나를 잡고 쭉 내려줍니다. 미끄러지면 안 됩니다.

힘을 주지 말고 피부만 신장시키세요!

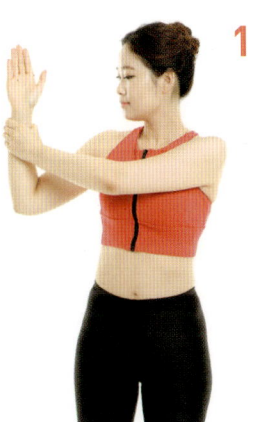

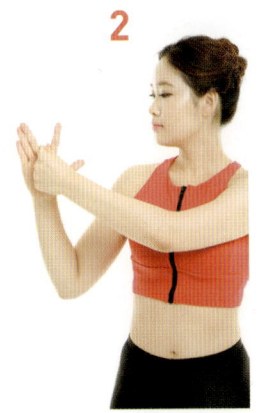

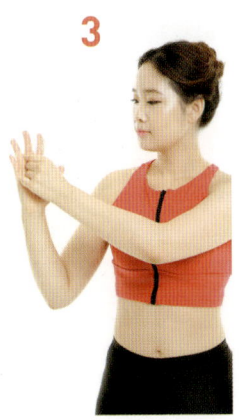

13
얼굴이 작아지는 V라인 스트레칭 & 턱관절 운동하기

턱관절에 통증이 오고 부정교합인 경우 측두 통증이 올 수 있고 심하면 음식을 씹을 수도 없습니다. 평상시 운동으로 예방할 필요가 있습니다.

How to Exercise

1 우선 거울을 보며 입을 크게 벌려봅니다. 턱에서 소리가 나는 것은 좋지 않습니다. 한쪽으로만 씹거나 하는 경우 조심해야 합니다.

2·3 입을 크게 벌린 상태에서 턱을 최대한 좌우로 밀며 운동시킵니다. 턱관절에 문제가 있으면 소리가 나거나 자극이 됩니다. 만일 그렇다면 전문가의 도움을 받아야 합니다.

평상시 거울을 보면서 조금씩 운동해보세요!

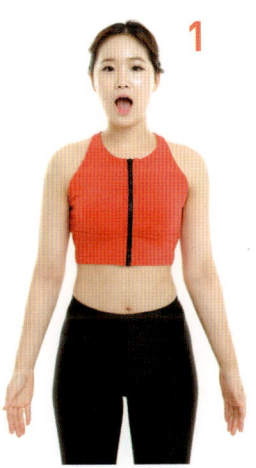

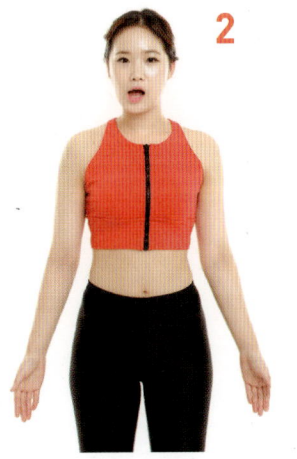
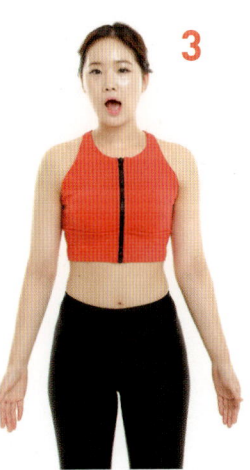

14

림프 목체조

목은 두경부 림프 드레니지에 매우 중요한 부위입니다. 여러 각도로 근육을 스트레칭하여 림프와 정맥의 흐름을 좋게 만들 수 있습니다. 대상 근육은 광경근, 승모근, 흉쇄유돌근, 판상근, 견갑거근입니다. 광경근은 가슴까지 연결된 앞쪽 근육으로 목에 주름을 유발하고 대흉근과 만납니다. 승모근은 목 뒤쪽에 고깔모양으로 퍼져 있는 근육으로 후면뿐만 아니라 측면의 긴장도 주기 때문에 가장 유연해야 합니다. 판상근과 견갑거근, 흉쇄유돌근 역시 회전과 관련이 있고 목과 머리에 통증을 유발합니다. 다양한 각도의 스트레칭이 필요합니다.

How to Exercise

1 목을 뒤로 젖히면서 목에서 가슴까지 뻗어 있는 광경근(활경근, 넓은 목근)을 스트레칭해주는 동작입니다. 두 손바닥을 모아 턱을 받치면서, 열을 셀 동안 천천히 늘여준 후, 그 상태를 유지하다가 제자리로 돌아옵니다.

2 목을 180도 옆으로 기울여 목 근육을 스트레칭하는 동작입니다. 열을 셀 동안 유지하다가 제자리로 돌아오면 됩니다. 목을 기울이는 쪽의 팔로 머리를 살짝 눌러주면 동작을 하기가 편합니다.

3 목을 앞으로 완전히 기울이는 스트레칭도 승모근에 도움을 줍니다. 이때는 뒤통수에 깍지끼고 내쉬면서 인사하듯이 스트레칭합니다. 이때 어깨에 힘을 빼고 내리는 것이 중요합니다.

1 **2** **3**

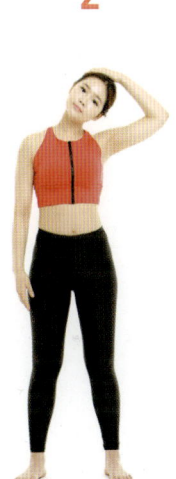
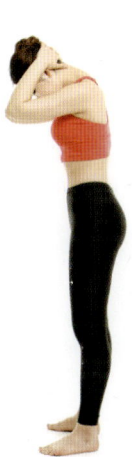

4 각도를 15도 정도 약간 비스듬히 하여 앞쪽으로 스트레칭합니다. 이 동작은 판상근과 견갑거근을 스트레칭해주므로 일어나 목을 잘못 돌리거나 좌우로 목을 돌렸을 때 통증이 느껴지는 분들에게 아주 좋습니다.

5 이번에는 같은 각도에서 목을 뒤로 젖혀 뒤쪽으로 스트레칭합니다. 흉쇄유돌근의 스트레칭은 림프 이동에 매우 효과가 있고 졸음을 깨는 효과도 있습니다. 낮 동안에도 수시로 시행하면 좋습니다.

숨을 내쉬면서 편안하게 여러 각도로!! 목이 편해지면 마음의 평화가 온답니다!

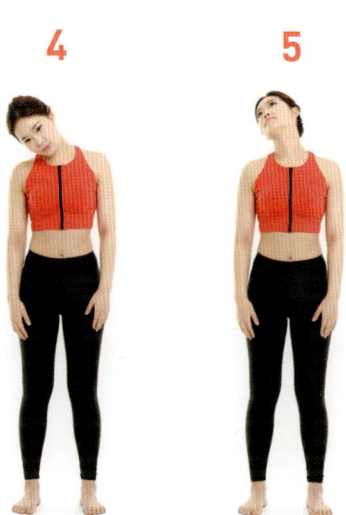

15
쇄골미인 만들기

쇄골은 림프 건강을 대변하는 표시부입니다. 쇄골의 양쪽의 두드러진 정도, 수평상태 등이 다 중요합니다. 그중에서도 쇄골이 파묻혀 있거나 쇄골을 만졌을 때 두둑하게 뭐가 만져지는 것은 림프 흐름의 측면에서 볼 때 아주 좋지 않은 신호입니다.

How to Exercise

1 양손의 손가락 두세 개를 쇄골 안쪽에 걸고, 몸의 중앙을 향해 피부만 살짝 밀어주는 느낌으로 스트레칭합니다. 3~5초 동안 천천히 밀어주고, 피부를 가만히 놓아주어 제자리로 돌아오도록 합니다. 이를 3회 실시해주세요.

2 다음 목의 측면을 양손 전체로 감싼 후, 아래로 쓸어내립니다. 주르륵 미끄러지듯 하면 안 되고, 피부를 힘 있게 밀어내리는 기분으로 해야 합니다. 다음은 피부가 제자리로 돌아가도록 살짝 놓아줍니다.

 쇄골 안쪽에서 피부만 살짝 당겼다가 놓으세요!

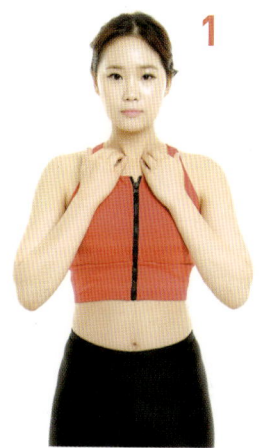

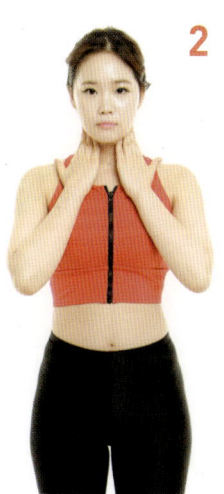

이중턱 없애기

이중턱이라고 말하는 하악의 아래 부분은 림프가 정체되고 살이 찌기 쉬운 부분입니다. 림프의 길을 따라 잘 관리해주면 날렵한 V라인을 유지할 수 있습니다.

How to Exercise

1 양손의 손가락을 가위 모양으로 만들어 턱을 고이는 자세를 만든 다음, 손바닥을 이용해 귀 쪽(위)으로 피부를 밀어줍니다. 5초 유지하고 제자리로 돌아가게 합니다.

2 손가락을 가위 모양으로 만들어 귀에 끼웁니다. 손가락에 힘을 주어 아래쪽으로 피부를 늘린다는 기분으로 5초간 당긴 후, 살짝 놓아 제자리로 돌아가게 합니다.

3 다시 손가락으로 가위를 만들어 귀에 끼우고, 쇄골 쪽으로 피부를 신장시키며 밀어내립니다. 밀어내린 후엔 피부가 스스로 제자리로 가도록 살짝 놓아줍니다.

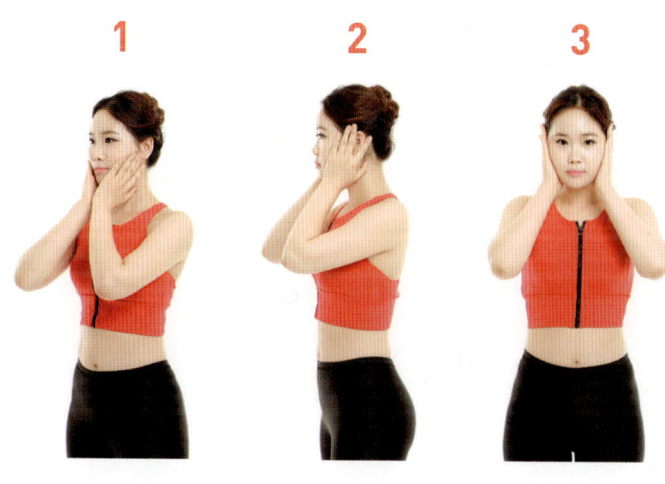

4 목의 피부를 손가락 전체를 사용하여 터미누스 방향으로 신장시키고 밀었다가 살짝 놓아줍니다.

5 쇄골 안쪽에 손가락을 넣고 압력 없이 피부만 중앙으로 밀어주고 역시 피부 스스로 제자리로 가도록 놓아줍니다.

 귀밑과 턱 사이에 두둑하게 뭉침이 있다면 림프의 정체! 이 세트를 수시로 하시기 바래요!

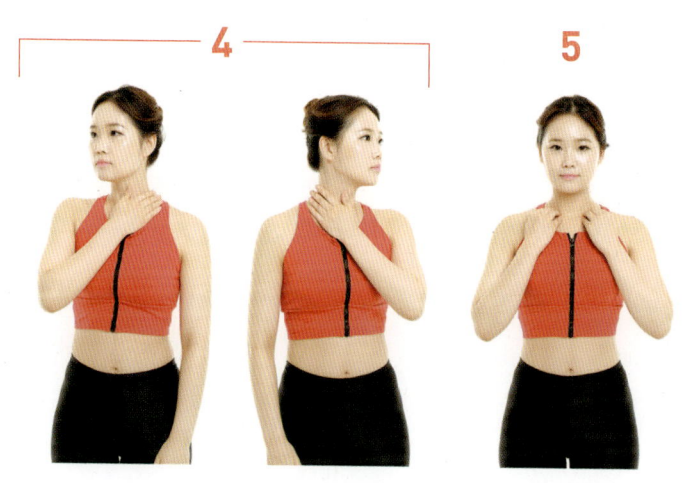

17

얼굴 전체 부종 빼기

얼굴의 림프는 전부 목 아래 쇄골 안쪽 터미누스를 통해 이동되므로 부종을 해결하는데 시간이 별로 걸리지 않습니다. 찬물 세안과 함께 하면 훨씬 좋은 결과를 얻을 수 있습니다.

How to Exercise

1 목 전체를 감싸서 아래 방향으로 피부를 끌어내렸다가 살짝 놓습니다.

2 얼굴에 양손을 비스듬이 ㅅ자 모양으로 붙이고 아래 방향으로 길게 피부를 늘려주었다가 살짝 놓아줍니다.

 입꼬리 눈꼬리를 쭉 내린다 생각하면서 하세요!

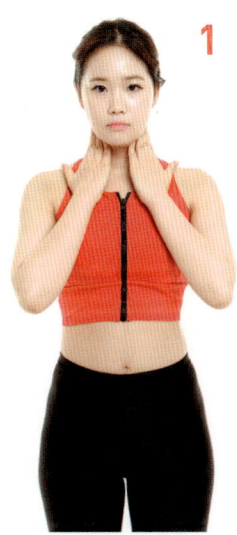

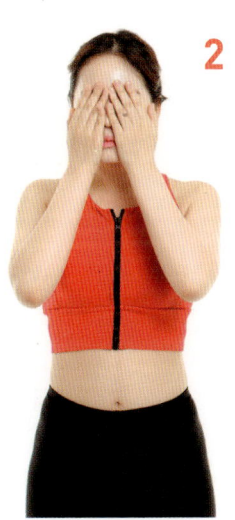

18

SOS 부은 눈 부기 빼기

눈이 붓는 이유는 여러 가지입니다. 자꾸 눈이 붓는다면 질병으로 보거나 식생활을 바꿔야 하지만 일시적인 경우는 림프 흡수의 방법으로 해결이 가능합니다.

How to Exercise

1 양쪽 눈꼬리 부분에 손가락을 대고 관자놀이 방향으로 쭉 늘렸다 살짝 놓습니다.

2 눈 아래쪽도 같은 방식으로 옆쪽으로 늘렸다 놓습니다.

3 눈썹도 옆으로 길게 늘렸다 놓습니다. 피부가 늘어났다가 제자리로 가면서 림프 흐름이 좋아집니다.

 이 동작은 눈을 최대한 관자놀이 방향으로 길게 늘리는 것이 중요합니다!

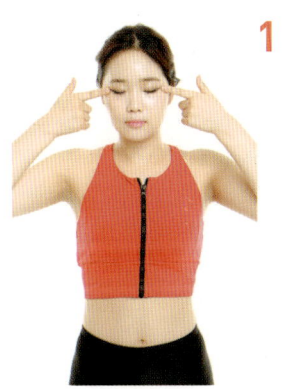

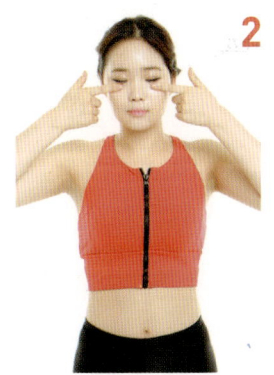

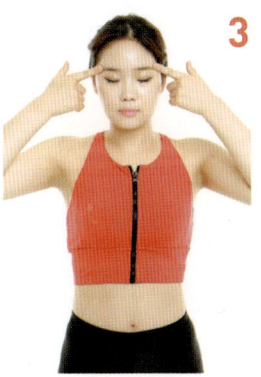

19

구강 내 근막과 근육이완으로 비대칭얼굴 고치기

턱관절을 운동시키는 데 매우 중요한 근육은 내익상근과 외익상근입니다. 이 근육들이 긴장되면 비대칭이 되거나 하악을 움직이는 데 장애가 될 수 있습니다. 이 근육들은 밖에서보다 구강 안에서 만지는 것이 더 용이하므로 손가락이나 칫솔 등을 사용하면 좋습니다.

How to Exercise

1·2 칫솔질을 하는 중, 칫솔의 끝으로 상하 어금니 뒤의 안쪽과 바깥쪽 근육 여러 곳을 꾹꾹 한 번에 5초씩 눌러줍니다. 내익상근과 외익상근을 자극해 이완시키는 방법인데, 얼굴 비대칭 등이 있을 때 효과적입니다. 전문 센터에서는 라텍스 위생장갑을 낀 채, 입안에 손을 넣어 근막과 근육 이완을 시행하는데 본인이 집에서 매일 칫솔로 하는 것도 좋은 방법입니다.

 아프지 않을 정도로 어금니 뒤쪽을 위아래 여러 방향으로 꾹꾹 눌러주세요!

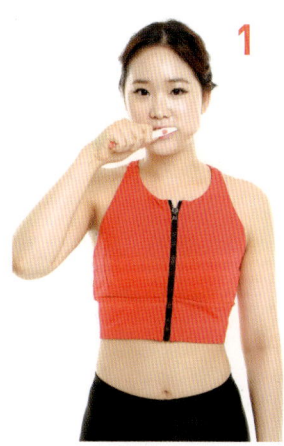

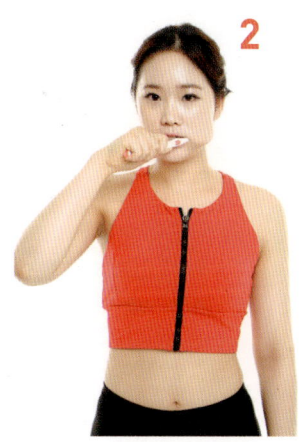

만성 두통에 효과적인 스트레칭

스트레스를 받으면 이유 없이 두통이 시작되는 사람들이 있습니다. 스트레스 상황에서는 혈관이 수축되고 긴장하면서 림프 정체가 올 수 있습니다. 다른 곳의 통증에 비해 두통은 림프가 빠지는 길이 짧아 잘만 관리하면 금방 좋아질 수 있습니다. 두통이 생겼을 때도, 예방을 위해서도 좋은 방법을 알려드리겠습니다.

How to Exercise

1 고개를 10도 정도 앞으로 숙이고, 양쪽 손바닥을 양 눈썹 윗부분(전두근)에 댑니다. 근막층까지 내린다는 기분으로 압력을 주고 손바닥이 피부에서 미끄러지지 않도록 주의하면서 쭉 아래로 당겨주면 됩니다. 5초간 유지하고 내려갔던 피부가 스스로 제자리로 가도록 살짝 손을 떼면 됩니다. 이것을 3회 반복합니다. 얼굴의 근막층이 두피까지 움직이며 정수리 부분이 시원해지는 것을 느낄 수 있습니다.

2 다음엔 양손을 관자놀이(측두근) 부분에 대고 똑같은 방법으로 실시합니다. 밑으로 내렸을 뿐인데, 안색이 맑아지고 머리가 개운해집니다. 업무를 보다가 화장실에 들를 때마다 거울을 보고 해주면 좋습니다. 눈이 맑아지고 얼굴이 리프팅되는 효과도 있어 일거양득입니다.

 밑으로 당길 때 정수리 부분이 자극되어야 합니다!

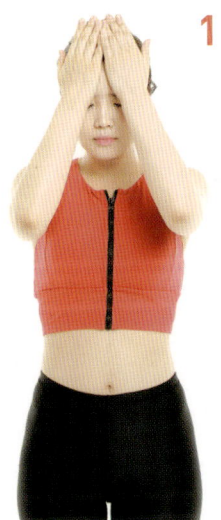

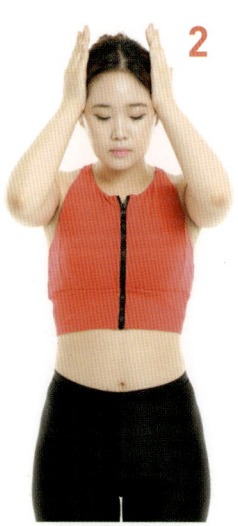

오장육부가 활성화되는 반사구 프레스(압박)기법

두피만 잘 만져주어도 여러 증상이 해소되는 이유는 머리에 전신의 '반사구'가 있기 때문입니다. '반사구'란 반사적으로 반응하는 지점이란 뜻입니다. 머리에는 몸의 각 장기와 부위에 대응되는 지점이 모여 있습니다. (본문 206p 그림 참조)

How to Exercise

1·2·3 자세가 좋지 않아 등이 뻐근하거나 여기저기 통증이 있을 때, 인중에서부터 이마 중앙을 가로질러 정수리와 뒤통수까지 정중앙 선을 따라 엄지로 꾹꾹 3초씩 눌러주면 좋습니다.

1·2·3

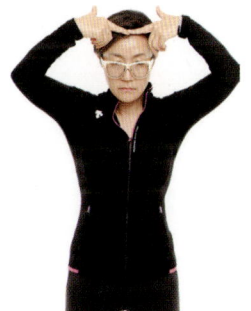
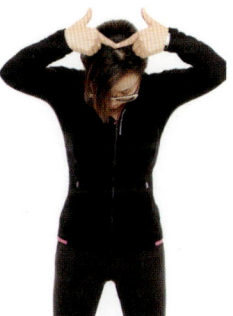
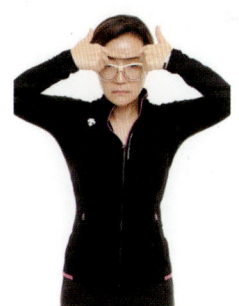
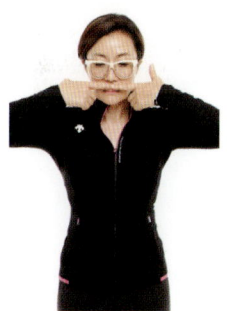

4 머리 정중앙에서 손가락 한마디 정도 양옆(눈 앞꼬리에서 이마로 올라가는 선이라 생각하면 쉽습니다)은 '방광경'이라는 경락선입니다. 엄지로 꾹꾹 눌러주면 스트레스를 풀어주고, 요통이나 신장에도 도움이 됩니다.

5 간과 연결되어 있는 측두는 꾹꾹 눌러줘도 좋고, 손가락의 지문 부분으로 강하게 비비는 것도 좋습니다. 물론 톡톡 치는 것도 도움이 됩니다.

6 손가락을 사용하는것과 함께 뭉툭한 지압봉같은 것을 사용하면 좋습니다.

취침 전에 라벤더나 카모마일 오일을 손가락 끝에 살짝 찍어서 반사구를 꾹꾹 눌러주면 숙면을 취할 수 있어요!

4

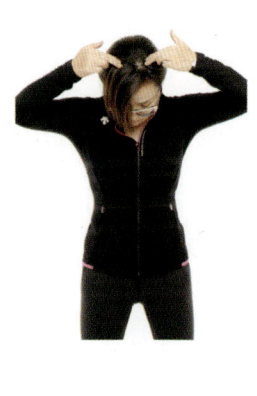
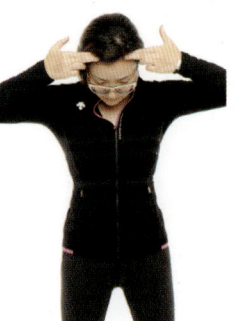

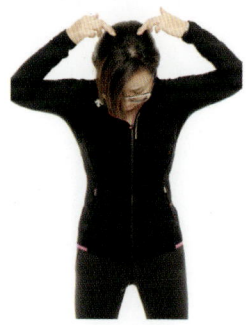
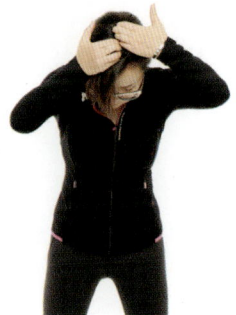

5

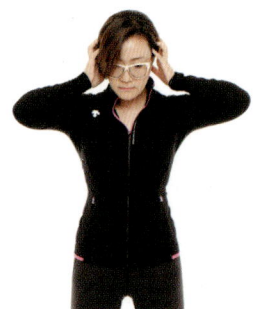
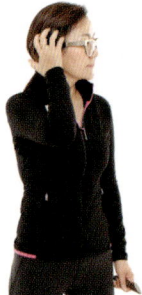
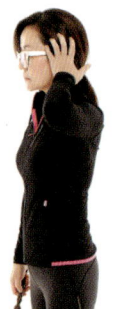

6

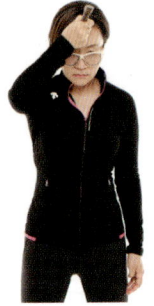
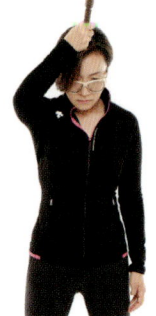

하루 15분,
기적의 림프 스트레칭

지은이 | 박정현
펴낸이 | 설웅도
펴낸곳 | 라의눈

출판등록 | 2014 년 1 월 13 일 (제 2019-000228 호)
주소 | 서울시 강남구 테헤란로78길 14-12, 동영빌딩 4층
전화 | 02-466-1283
팩스 | 02-466-1301
e-mail | eyeofrabooks@gmail.com

- 이 책의 저작권은 저자와 출판사에 있습니다.
- 서면에 의한 저자와 출판사의 허락 없이
  책의 전부 또는 일부 내용을 사용할 수 없습니다.

비매품